YO Y MI AMIGO DDA

Autobiografía de un Portador del Trastorno por Déficit de Atención / Hiperactividad

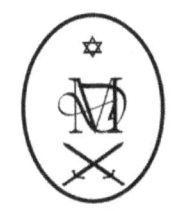

Marcus Deminco

Marcus Deminco

Traducido por Antonio Silva Sprock
Copyright © 2019 - Marcus Deminco
Todos Los Derechos Reservados| Salvador – Bahia – Brazil
ISBN: 9781086571295
Independently Published

———————

———————

Si buscan una agradable, ligera y serena lectura, que haga pasar rápidamente al tiempo como una suave brisa vespertina, le recomiendo que lea cualquier otro escritor más dulce y más afectuoso. Yo no escribo para típicos lectores de carta, ni para ojos subordinados a las palabras. Para aquellos que no tienen imaginación, que solo pueden ver lo que los ojos le pueden mostrar, creo que las postales, fotografías y revistas de colores son más dignas a mi búsqueda visceral que expresa en palabras lo que realmente siento. (Marcus Deminco)

———————

———————

ÍNDICE

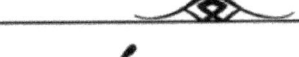

PRÓLOGO

EN ESTE nuevo siglo, observamos una gran cantidad de preguntas involucrando a la cientificidad, principalmente cuando nos referimos a la mente humana, hay que ver que las concepciones organicistas relacionadas con la locura y afines están siendo observadas como algo superado. Una gran prueba de ello son las tesis actuales que retiran la esquizofrenia como hereditaria y la colocan como un brote psicótico proveniente de las relaciones sociales, incluso familiares.

Dentro de este prisma de cambios que caen por tierra concepciones reinantes en los siglos pasados nacidas en el positivismo y en el cartesianismo donde cualquier relación psicótica imposibilita al individuo de convivir socialmente. Actualmente, hasta la normalidad está siendo cuestionada. Basta observar que en las empresas modernas el adicto al trabajo, normalmente estresado, es un ser en extinción profesional.

Grandes genios hicieron del arte una suprema visibilidad social y de existencia eterna. En este rango, se encuentra el

Trastorno por Déficit de Atención, o simplemente **DDA**, que erróneamente posee prejuicios y conceptos distorsionados, donde se afirma psicopatológicamente por profesionales en el campo de la salud mental, se trata de algo que impide al usuario de este trastorno desarrollarse socialmente e intelectualmente. Esto se trata de un tonto engaño.

En el curso de capacitación profesional en Educación Física, realizado a nivel de extensión universitaria en asociación con el Consejo Regional de Educación Física de Bahía / Sergipe (CREF—13), tuve el honroso placer de conocer el modelo y especialista en actividad física MARCUS DEMINCO, durante el curso de capacitación profesional en Educación Física, donde él era alumno y yo me encontraba en la condición de Coordinador. Nos hicimos amigos y lo animé a producir una obra donde resaltara el valor social de los portadores de déficit de atención, estimulándolos a la superación de las adversidades y la recuperación de su autoestima. Aquí está el fruto de ese incentivo.

Creemos sinceramente que este trabajo editorial será el primer paso hacia una larga caminata, como dice un viejo refrán chino, "abrir las puertas mentales a otros que con este mismo trastorno se perciban de una nueva y real manera, es decir, como personas capaces y bastante intelectualizadas".

Felicidades a este autor por el pionerismo y por el coraje de exponer con palabras claras y objetivas algo que quedará en la historia de la salud mental. Esperamos que los científicos del área de la Salud Mental acepten la tesis que PASCAL siempre dijo: NO TENGAS MIEDO DE CAMBIAR DE IDEA, PORQUE SOLAMENTE CAMBIA DE IDEA AQUEL QUE PIENSA. Y siempre hay que cambiar de opinión, especialmente cuando pueden causar errores que implican vidas humanas.

José Augusto Maciel Torres. Doctor (PhD) en Psicología y Filosofía por la CAMBRIDGE INTERNATIONAL UNIVERSITY (Inglaterra), Psicoanalista, Doctor Honoris Causa en Medicina Tradicional China por la Universidad de Los Pueblos de Europa (España) y Cambridge International (Ex—director de la Facultad de Apoyo, ex coordinador de la Facultad de Ciencias y Tecnologías (Facet) y Facultad Dos de Julio, Ex profesor de Psicología en la Facultad San Salvador, Facet y Facultad Dos de julio, Coordinador del postgrado en Psicoanálisis de la Facet y del postgrado en psicopedagogía de la Facultad San Salvador.

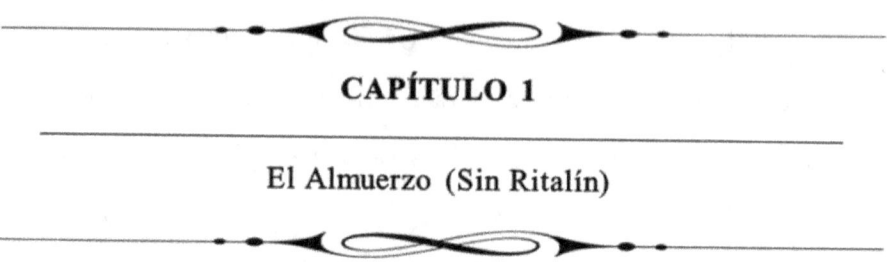

CAPÍTULO 1

El Almuerzo (Sin Ritalín)

HASTA una detestable fila en un banco puede transformarse en una aventura irradiante. Todo depende de su capacidad de interacción con la propia monotonía o la acumulación de hechos que cargues en el recuerdo para distraer interminables minutos de espera. Nada es tan sin gracia, sin color o sin emoción, a menos que seas dueño de una personalidad apática y vivas una vida entera negra y blanca.

El tiempo muchas veces ofusca el brillo de nuestra luz y se enfría todo aquel entusiasmo jovial. Opacos, abortaremos algunos proyectos increíbles, podamos las ambiciones más audaces, y muchos sueños parecerán aún más imposibles.

Luego, tal vez nos estanquemos o hagamos como muchos hacen, envolviéndose con películas, libros o novelas, transportando sus sentimientos hacia los personajes, aceptando pasivamente realizarse a través de otro o aceptando pasar desapercibido, siendo mero espectador o un ilustre coadyuvante.

Por eso, quiero aprovechar, mientras mi luz se enciende, mientras ejerzo del don de interpretar con maestría el papel principal de mi propia historia, para confiarles parte de una vida rodeado de ficción, realidad, sueños y mucho color...

Salvador, 14 de octubre de 2004
XXII Congreso Brasileño de Psiquiatría

Dentro de un restaurante de comida por peso, ubicado en el Centro de Convenciones de Bahía, me vi rodeado de psicólogos, psiquiatras, neurólogos, terapeutas y otros tantos "extraños". A partir de entonces, como de costumbre, vuelvo a reflexionar sobre los matices que circundan la locura y la lucidez. Viajando brevemente al año 2001 durante una fiesta de São João en la ciudad de Ituberá en el interior de Bahía, un amigo, bastante interesado en conocer a una chica, se dirigió tímidamente hasta ella y le dijo:

— Desde que llegué aquí estaba con ganas de conocerte. Pero todavía no había tenido la oportunidad.

Sin pensar un solo instante, y con la propiedad de quien sabía exactamente lo que hablaba, ella le respondió:

— ¡Oportunidad cuando no la tenemos, la creamos!

Obviamente, mi amigo perdió la mitad de la pose, y ciertamente no encontró ningún argumento bueno para responderle. Yo, sin embargo, hallé aquella respuesta tan bien elaborada que pasé, incluso, a repetirla en algunos momentos de mi vida. O al menos durante algún tiempo. Hasta el día en que supe, que aquella misma chica, por vivir en un piso cercano a la planta baja, tomó el ascensor del edificio, se dirigió al apartamento más alto de una amiga, y bajo el pretexto de querer beber agua helada, alegando que en su casa no tenía, se suicidó, lanzándose de la ventana. Parecía algo extremadamente contradictoria su actitud con la coherencia de la frase, pero ella había creado la oportunidad de matarse.

Tiempo después, visitando a un señor de más de noventa años, portador de Alzheimer, y nuevamente reflexionando sobre la sensatez e insensatez, pasé a observarlo con mayor atención. Era sorprendente notar que siempre que me encontraba, me reconocía rápidamente, como una persona común de su coexistencia. Incluso con la mirada distante, concientizaba que me había visto un par de veces, y de alguna manera también sabíamos que teníamos algún tipo de vínculo. Demostraba, incluso, cierto afecto por mí, pero sin precisión alguna sobre tiempo o localidad. A veces, incluso hasta podía recordar mi nombre. Lo que me hizo inmensamente feliz, y sorprendía a su propia familia.

Era previsible, pero divertido, que cada vez que lo dejaba, durante nuestras despedidas siempre repetía la misma frase:

— Vete, chico... ¡Adelante!

Sin embargo, incluso con sus frases repetitivas, su enojo por el aseo y su olvido en fracciones de segundo (característica normal de la enfermedad), un día me dijo algo que nunca olvidaré. Tal vez no haya usado la misma lógica de la chica en la fiesta de São João, pero fue inmensamente creativo. Confieso que necesité reflexionar un poco antes de comprenderlo. Era uno de los días en medio de la semana, el miércoles o el jueves, y él no quería cortarse la barba de ninguna manera. Entonces, su esposa, una señora bastante simpática, me pidió suavemente para que yo intentara convencerlo. Y a al contrario de lo que pensaba, sorprendentemente, sin mayores dificultades, aceptó que lo hiciese.

Mientras lentamente, pasaba el aparato de afeitar sobre su piel arrugada y cansada, con todo cuidado para no cortarla, entre sus tantas marcas de expresión, me iba perdiendo entre sus arrugas, imaginando cuántas historias estarían escondidas y olvidadas en aquella mirada perdida y olvidada. Sin embargo, luego su gran carcajada me despertaba de los devaneos. Allí estaba él, con su manera juguetona y gozosa, repitiendo a cualquier mujer que pasara frente a su casa:

— ¡Uff! ¡Qué cosa buena es la mujer! No pierdo mi gusto por ellas.

Queriendo también ser gracioso y retribuir su burla, decidí entonces hacerle una pregunta reuniendo el fuego que él me manda diariamente con su pasión por las mujeres:

— Pero el señor hoy en día, viendo una mujer, ¿todavía se calienta?

Irónicamente, y de manera imprevista, él respondió:

— No... No... Hoy solo mando el carbón porque la brasa ya se ha quemado toda.

Pero al final, ¿qué llevaría a un señor con un cuadro demencial de Alzheimer a elaborar una respuesta tan creativa? ¿Y qué motivos llevarían a una joven — capaz de articular una frase con tanta lucidez — a suicidarse de esa manera?

Por último, llego a la rápida percepción de que la locura y la lucidez dependen muchas veces de la interpretación dada a los lúcidos y a los locos. Y, posiblemente, todos tendremos instantes extremos. Así, una persona considerada y vista como normal podría cometer algo anormal o viceversa.

De vuelta a la tranquilidad (externa) de mi almuerzo, mi inquietud (interna) se mantuvo latente. Siempre he puesto en duda mi credibilidad mental. Sería como vivir equilibrándome sobre el muro: entre la razón y la emoción. O como caminar con cuidado en la línea divisoria real y abstracta, haciendo enormes esfuerzos por permanecer normal, pero a veces deslizándome entre los dos polos: ya sea deliberadamente tal deseo de ser intenso, a veces coaccionado por un poder superior e incluso entonces desconocido: mi impetuosa impulsividad.

En cada bocado se hacía presente aquel fuerte sentimiento de ser diferente que me acompaña por toda vida. La mente vagando lejos. Por un momento tuve la sensación de que alguien sería capaz de oír el ruido en mi cabeza que no paraba ni un momento: ideas que nacen como diapositivas en color, momentos de angustia, excitación, nerviosismo, pensamientos desordenados que giran. Algo dentro de mí es desorganizado, fuera del orden y no descansa nunca.

Luego fui tomado por un duelo sigiloso y desafiante. No hay lugar más emocionante que este, rodeado de eruditos de la psique, para hacer mi voto secreto: expresaría este trastorno mental en un libro. Escribiría una autobiografía y todos esos "bichos raros disfrazados" todavía leerían mi historia. Así que no solo compartiríamos ese refectorio simple, sino que compartiríamos con ellos parte del universo diferente de mi mundo.

Sin embargo, aceptar el desafío de escribir un libro y seguir cumpliendo la promesa hasta el final sería como hacer una verdadera guerra conmigo mismo: vencer la lucha diaria de la concentración que, por momentos, requiere una fuerza sobrehumana hasta alcanzar el hiperfoco; superar mi baja autoestima que, un día, me hará pensar que todo eso será mediocre; mantenerme fiel hasta el último capítulo sin dejarme envolver por otros proyectos más dinámicos y simples; coronarme vencedor de una batalla irónica, pero existente, de exorcizar ese mi perfil pre moldeado de ignorancia.

Estos análisis superficiales sobre nuestra esencia, muchas veces, nos hacen incrédulos de nuestra propia capacidad. La crítica frívola y destructiva sigue como demonios tratando de limitarnos. Las máscaras que optamos usar pueden ser disfraces de nuestras propias debilidades. Pero, esas etiquetas arancelarias, que recibimos y recibimos siempre, por simples deducciones, ciertamente serán debilidades enredadas de aquellos que nos confieren. Por eso, necesité aniquilar esa sombra de estupidez que flota sobre mi prototipo imperfecto de inteligencia.

* * *

Yo Y Mi Amigo DDA es un libro diferente a todos los otros relacionados con el trastorno por déficit de atención. Creyendo que nadie mejor que un mismo **DDA** para describir parte de este caos, incómodo con muchos comentarios erróneos y despectivos sobre el trastorno, y cansado de la lectura de las obras subjetivas con el dominio técnico, he tomado la iniciativa de informar verazmente y sin vergüenza el aspecto conductual y cognitivo del trastorno. Paso a paso la intimidad de mi mundo **DDA**: desde mis jugueteos de infancia, mi ensueño y rebeliones dentro del aula, a mis experiencias con las drogas y el alivio de mi diagnóstico. El libro también contiene las verdaderas razones que me llevaron a hacer la portada de *G-magazine*, y los detalles curiosos sobre los días de esas fotos. Además de mis confidencias y el sufrimiento por haber quedado fuera de la *Casa de los Artistas*, cuando ya estaba con un pie dentro.

Dividido en diez capítulos, **Yo Y Mi Amigo DDA** trae un manual, creado por mí, después de conseguir compilar las setenta y cinco características más comunes entre los diferentes subtipos del trastorno. Finalizando con testimonios involucrados de otros portadores del trastorno.

La búsqueda de una mayor interacción con el lector, creado irreverentemente, dos personajes dentro de mi cuerpo: MARCUS, algunos de mi YO racional, equilibrado y centrado, siendo coaccionado y dominado por un amigo invisible, y **DEMINCO**, mi yo **DDA**, un ser apasionado, intenso y envolvente que a menudo domina la plenitud de mi cuerpo físico.

Probablemente, en tramos que abarcan el vasto universo de la mente humana, cometa algunos desvíos. Por lo tanto, el propósito predominante no es informativo, pero contar la vida de un **DDA** por un mismo **DDA**, o por lo menos desde mi subtipo concreto. Entonces, los estudiosos de la salud mental que me perdonen los posibles errores técnicos.

La forma de llamarlos "extraños" viene de una encarnación desafiante y petulante que vive dentro de mí. Y aunque, a veces, releyendo el libro, he intentado retirar o sustituir ese apodo, afirmo verdaderamente haber sido más fuerte que yo la audacia de mantenerlo. Por eso, decidí dejarlo presente con cariño, respeto y admiración a todos los lectores de este libro.

Sabiendo también que millones de brasileros poseen ese trastorno, espero que esos escritos puedan traer el aliento del descubrimiento a muchos que sufren, por desentenderse de su modo de ser, de pensar y de actuar. Ambiciono también contribuir a que algunos estudiosos consigan desvelar cada vez más y mejor la intimidad de una mente agobiada. Más importante aún, que muchos **DDA** se encuentren dentro de las páginas impresas y sinceras de esta autobiografía.

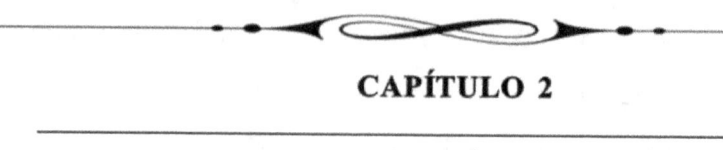

CAPÍTULO 2

El Descubrimiento (Sin Ritalín)

"EL FRUTO madura en el momento adecuado" O bien, **"Todo tiene su tiempo".** Estos dichos, la mayoría de las veces, nos irritan profundamente. Siempre queremos que las cosas sucedan a nuestra manera y en el ajuste de nuestro propio reloj. Pero créeme, los sabios conformados que dicen tales tonterías, aún sin querer, a veces, aciertan. ¡Nunca sería capaz de completar mi vigésimo intento de escribir un libro sin primero incluso saber que es el **DDA**!

En el calor infernal de aquella caliente tarde, disfrutábamos de un delicioso açaí: mi ex suegra y yo. Esperábamos su hora de regreso al trabajo. Es curioso, cuando disponemos de tiempo y estamos acompaños de alguien en ese ocio, creamos, inconscientemente una comunicación bilateral: ambos hablando tonterías sin razón, con el único propósito de pasar el tiempo de espera. Hoy en día, yo ya no sé si pienso así, por el simple hecho de tener **DDA** y encontrar que comunes los devaneos o porque eso realmente exista.

Ella, coordinadora de educación infantil y con vasto conocimiento en pedagogía, relataba hechos de su rutina. Yo, como siempre, tratando de prestar atención a lo que no me interesaba mucho. Ella hablaba cosas que parecían sin sentido y, probablemente, en aquel instante, ya no estaba allí. Debía estar en alguno de mis distantes viajes o en alguno de mis tantos proyectos interminables. No recuerdo con certeza lo que ella decía, simplemente oía letras sueltas o aparentemente sin lógica alguna.

Entre una palabra y otra, que parecía haber oído: estudiante, hiperactivo, agitado, **DDA**, Ritalín... De repente, su discurso fragmentado encajó perfectamente en mi cabeza. Veía que algo despertaba mi atención. Luego aumenté el intento de concentración y, consiguiendo absorber más las informaciones, me quedaba fascinado con su relato sobre un alumno con hiperactividad.

Al principio, el comportamiento infantil era poco impresionante y de alguna forma me identificaba. Lo encontraba absolutamente normal, cosas de niño, etapas que solo se producen en la infancia, etc., e hizo, como la gran mayoría de la gente, cuando desconoce de algo como esto: prefiere creer que el niño está maleducado, que estos trastornos son solo travesuras de niños mimados o una excusa de los padres tratando de justificar el comportamiento extraño de sus hijo, para no confirmar su falta de amabilidad.

Sin embargo, todo lo demás me llamaba mucha atención, como si el propio cerebro disparara sonoras órdenes de alerta: ¡PRESTA ATENCIÓN! Entonces presté.

Sentía que algo en mí nunca funcionaba correctamente, por lo menos en la organización de las ideas. No sabía por qué, pero yo estaba bastante seguro de que otros no tienen la misma línea de razonamiento. Recuerdo que, un día, viendo un partido de fútbol, al lado de mi madre, poco después de que un equipo hiciera un gol, el comentarista narraba a gritos: "UN GOLAZO". Inmediatamente se creaban dentro de mí formas de colores y figuras de aquella expresión. Queriendo certificar mi sensación de diferencia, le pregunté en lo que pensaba, cuando escuchaba aquella misma frase "GOLAZO". Ella respondió que imaginaba simplemente un hermoso gol.

Hoy sé que algunas personas solo reciben esa información como una escritura en el cerebro, otras, como mi madre, visualizan escenas. Yo no. Imaginaba una bola llena de lazos y adornos de regalo, yendo en dirección al gol.

Mi antigua suegra continuó el diálogo y, a medida que hablaba un lenguaje más técnico y explicativo, me iba envolviendo. Escéptico, y con recelo de ser visto como anormal, la cuestioné con cautela si existiera algún tipo de hiperactividad mental o psíquica. Algo que justificara un caos, un desorden interno.

Ella respondió a mis preguntas, alegando no estar segura, ni tener tanto conocimiento, pero no sería algo relacionado con trastorno de atención y me explicaba, aunque fuera vagamente, los indicios del **DDA**. Percibí como una charla sin pretensiones, pero, con una mayor atención, podría cambiar mi vida. Imaginé, entonces, cuánto de mensajes no fui capaz de oír y comprender hasta hoy...

Al darme cuenta de que el asunto me despertaba tanto interés, ella me prometió un libro sobre el tema. Por pura coincidencia, estábamos en septiembre, mes de mi cumpleaños. Y, en ese preciso instante que la conversación estaba tan agradable, no tuvimos más de ese "acuerdo" de pasar el tiempo, porque en ese instante, él se encarga de irse rápidamente.

El 28 de septiembre de 2004, obtuve el regalo que cambiaría para siempre mi vida. Recuerdo que, a lo largo de los años, he recibido los más variados regalos y quedé, varias veces, radiante de alegría, como el fusil de buceo aquel cumpleaños, el robot que disparaba los brazos, y una cinta de vídeo de **U2**.

Pero aun así, nada se comparaba al libro *Mentes Inquietas*, de Ana Beatriz B. Silva.

Con este tentador título, lo recibí por la tarde y después de las ceremonias rutinarias de agradecimiento de los presentes que obtuve, me fui corriendo a casa con la meta de devorarlo letra por letra.

Al hojear las primeras páginas, una emoción indescriptible: era como si estuviera siendo despedido del alma. Era una redacción sobre mi vida. Había tramos en los que, por la emoción, las lágrimas rodaban de alegría, de alivio en una mezcla de sentimientos diferentes al mismo tiempo. Jamás sabré como explicarlo.

Primero, el confort mental que venía como un bálsamo. Había una explicación. ¡Qué alivio! Todas las cosas que yo pensaba, creía, sentía, tenían una explicación. Esa confusión, más allá de las ideas, los mil proyectos extravagantes, tantas noches de insomnio, los cafés, el cuadro que nunca terminé, cosas por hacer, los amores infinitos, la velocidad, la enorme intensidad, ¡en fin! Todo iba encajando perfectamente y simplemente no podía parar de leer. Terminé el libro en apenas un día.

Era como experimentar un renacimiento. Luego una euforia se apoderaba de mí. Quería gritar, correr y decirles a todos lo que era el **DDA**. Tal vez así, comprendiéndome mejor, ellos me perdonen tantos equívocos, deslices o comentarios inapropiados ya pasados. Totalmente aturdido, no puedo recordar exactamente que más hice ese día o el otro que le siguió, pero empecé a leer todo lo que apareció sobre el **DDA**.

En realidad, antes de eso, no fui un lector compulsivo. Además de no tener tanta paciencia, me perdía fácilmente en medio de un párrafo aburrido. Creía siempre más provechoso escribir nuestras propias historias, marcando de grandes hechos las páginas de la vida, en vez de deducir algunas cosas por relatos y cuentos. Siempre di mérito al sentir, hacer y experimentar.

A continuación, leí *Principios y prácticas en* **TDAH**, de Paulo Mattos e Luis Augusto P. Rohde. Me inscribí en foros sobre el tema en Internet, recibía materiales en línea todo el tiempo. Empecé a respirar **DDA**, pasando a comprender cada vez más y mejor mi mundo aparte.

Quedaba frustrado, sin embargo, al notar el desinterés de muchos delante de mis explicaciones detalladas. Me entristecía también con mi familia, creyendo ser algo de mi propia imaginación. Como si fuera algo psicosomático, como si los libros me hicieran incorporar todo lo que leía. Y mientras viviese una necesidad incontrolable de querer decirle a alguien que creyera en el trastorno, decidí, por un tiempo, no más hablar de **DDA**. ¡Genial! Debo estar aún más loco de lo que imagino por ambicionar tener un trastorno neurológico.

Es interesante notar que en el libro *Tendencia a la distracción*, de Edward M. Hallowell, **MD.** y John J. Ratey, **MD.**, se cita como el primero de los problemas más comunes en el tratamiento de **DDA**:

> Algunas personas, especialmente las importantes en la vida — padre, madre, cónyuge, profesor, jefe, amigo — no aceptan el diagnóstico de **DDA**. Ellos no "creen" en el **DDA** y no quieren discutir sobre ello. Es como si fuera contra su religión o visión de mundo. Hacen que la persona con **DDA** se sienta un estafador o un impostor. Este tipo de respuesta descendente puede minar tanto la esperanza que acompaña el diagnóstico, como el tratamiento. Nosotros oímos a menudo variantes como: "ese tal **DDA** no existe. Es solo una excusa para la pereza". Emplea tu energía estudiando y esforzándote en el trabajo, en lugar de estar buscando diagnósticos aburridos. Lidiar con respuestas así puede ser algo complicado. Es mejor que el individuo con **DDA** no asuma esta responsabilidad solo porque en general provoca una dificultad. Es mejor permanecer a cargo del profesional que realiza el diagnóstico cuidarse de cualquier escepticismo o incredulidad que pueda surgir entre los involucrados con el paciente, sean miembros de la familia como de todos, o el cónyuge, profesor, jefe, amigo, etc. Lo importante es la información. Presente

los hechos. Aténgase a los hechos, de ellos valiéndose para enfrentar la superstición, los rumores, los chismes, los prejuicios y la desinformación. Procure evitar discusiones absurdas. Es común utilizar las objeciones al diagnóstico para ocultar cuestiones emocionales. Puede haber rabia de la persona diagnosticada. Puede haber resentimientos en relación a la persona por todos sus errores y no deje que ella se escape fácilmente con un diagnóstico. Quieren castigo y, por tanto, se enojan más con la noción de **DDA**, ellos intentan hacer caer en el descrédito. En esos momentos, es mejor atenerse a la ciencia, así que permanezca con los hechos que tenemos sobre el **DDA**. En algún momento los sentimientos de rabia deben ser tratados como lo que son: la ira en general se deriva de un comportamiento pasado molesto en la persona con **DDA**. Estos sentimientos son perfectamente comprensibles y válidos. No debe, sin embargo, utilizarse para invalidar un correcto diagnóstico de **DDA**.

Me entristeció el comentario desafortunado de un amigo, diciendo que sería bueno tener **DDA**. Más triste aún en notar cierto modismo en torno al trastorno. Algunas personas que no lo tenían, querían tenerlo, ateniéndose solo a sus aspectos positivos.

Los seres humanos a menudo buscan descubrir algo que haga que su vida sea más emocionante. La monotonía es muy aburrida, el individuo necesita darle algún significado en la vida, un sentido diferente o incluso una excusa para sus lapsos.

A pesar de amar la forma de ser del **DDA**, la intensidad, la impulsividad, el amor absurdo por la vida y la gente y vivir felices en mi camino, no todo es una maravilla. Hay cosas que me atormentan en las actitudes y en mi comportamiento. La propia impulsividad que mora en fracción de segundos, la intensidad que sigue muchas veces sin lógica alguna, actuando por puro instinto, la impaciencia, la inestabilidad de montaña rusa en el humor.

Leí testimonios de amigos sufriendo con el disturbio, principalmente en escuelas, en el trabajo y en sus relaciones afectivas. Otros eran infelices por los olvidos de objetos, de fechas, de números y de palabras. Muchos todavía sufren el desorden, alcanzando un sinnúmero de acumulación de células con escritos y notas, o aquellas cosas que hacer, incluyendo el día de hoy la lista de mal humor sin ninguna razón.

En momentos de reflexión sobre el trastorno y ver a la incertidumbre de las ventajas y desventajas, **DEMINCO** me repetía frases hechas: MARCUS, *Vivir es fácil, lo difícil es saber cómo. Y saber vivir, muchas veces consiste en saber sacar el mayor bien del mayor mal.* Necesitaba ver el **DDA** de modo positivo y no somatizar sus errores. Gracias a él soy feliz en medio de toda esta agonía.

Leyendo, investigando y estudiando sobre trastornos diferentes, yo estaba, de forma involuntaria, mirando a todos a mí alrededor indagando qué tipo de trastorno podría tener cada uno. Ahora entiendo que muchos "extraños" nos miran así, quedando siempre un poco con secuelas (risas). Empecé a vivirlo todo, a respirar **DDA**. Ya no dormía bien y estaba realmente pareciendo aburrido. Solo pensaba y hablaba de eso en todos los rincones, en todo momento. Fue tanta la euforia, que lo mejor sería parar un tiempo.

Para tranquilizarme y calmar mi mente, traté de seguir leyendo en paralelo a Zibias Gaspareto, al Dalai Lama o algo que me calmara un poco. Pero mi amigo invisible no se quedaba quieto, siempre me golpeaba alegando que necesitaba saber más, mucho más. Era increíble como él activaba mi botón de curiosidad. Así, yo iba devorando los libros de Howard Gardner, de Freud, de Edward M. Hallowell, **MD.**, de John J. Ratey, **MD.**, Thomas W. Phelan, de Russel A. Barkley, de Daniel G. Amen, entre otros.

Descubrí por tabla lo que es dislexia y cómo me persiguió durante mi vida académica. Tenía solo la dislexia en la escritura (la disgrafía). En cuanto a mis escritos guardados en el cajón, veía como siempre anticipaba las letras de las palabras que aún estaban por venir, intercambiando letras por números y algunas veces cambiando totalmente la palabra por otra semejante. La dislexia se puede resumir como las causas del trastorno de aprendizaje más común en una educación limitada. De acuerdo con el trabajo de Albert Galaburda en Harvard, se sabe que:

> [...] el cerebro de los disléxicos parece ser diferente de los cerebros normales, conteniendo nódulos anormales en la corteza cerebral. Estas protuberancias pueden interferir con cómo el cerebro percibe y procesa los fonemas o partículas del sonido y formar palabras. Los disléxicos son pensadores visuales y multidimensionales. Son altamente intuitivos y creativos, siempre aprenden más fácilmente "en la práctica". Por pensar visualmente, a veces es difícil para los disléxicos comprender letras, símbolos y números sin instanciarlos a la realidad a través de métodos, como asociación de palabras y símbolos con imágenes o números y cuentas con dedos, pudiendo hacer la lectura más laboriosa y lenta. El disléxico, la mayor parte de las veces, posee CI por encima de la media y es muy creativo. El motivo está en el hecho de que el lado derecho del cerebro, relativo a esas dos cualidades, es mayor que el izquierdo, utilizado en el aprendizaje. Algunos investigadores creen que las personas disléxicas tienen incluso una mayor probabilidad de tener éxito. Se cree que la batalla inicial de disléxicos por aprender de manera convencional estimula su creatividad e desarrolla una habilidad para lidiar mejor con problemas e con el estrés.

En particular, creo que todavía hay informes de cómo el teclado de un ordenador reduce la disgrafía. Incluso hoy, cuando uso papel y lápices, puedo ver que esto ha empeorado. Al escribir, puedo mejorar, pero cambiar la **F** por **V** y la **T** por

D es algo incontrolable, así como el orden: **EVRDAD** en vez de **VERDAD**, ¡en fin! Era solo un problema de mi cromosoma #6.

Además del **DDA** sin hiperactividad y dislexia, descubrí un posible resultado, que es un problema de lenguaje expresivo, que afecta lo que hablo o escribo. Sentí que a medida que adquiría más información sobre **DDA,** en un corto espacio de tiempo, todo ese contenido y datos técnicos específicos complicaban aún más mi producción.

Confieso que una cosa me entristeció aún más: ¿cómo resumir a un tipo como yo, con tantas ideas, sueños, proyectos y todo lo demás en tan solo tres cartas miserables? Esto, sí, me entristeció (risas). Era realmente necesario hacer una broma, porque aunque era emocionante, a veces me asustaba tener un trastorno neurológico.

Volviendo a los libros, me encontré con una declaración despectiva de un tal Dr. Levine, **MD.**, sobre los pacientes con dislexia: "Los disléxicos pueden ser extremadamente brillantes, capaces de tener excelentes ideas, pero completamente incapaces de transmitir el potencial de sus cabezas al papel".

Incluso contra tantas adversidades, había una fuerza dentro de mí que me hizo permanecer reacio en escribir mi autobiografía, porque si todo caminaba en dirección opuesta, el Dr. Levine olvidaba que mi cerebro seguía exactamente en la dirección opuesta, por lo tanto, no tomé en consideración su inoportuna afirmación. Sería necesario recoger las ideas sueltas y abstraer este tipo de comentarios.

Estaba seguro de que todavía me quedaba un largo camino por recorrer y que, por alguna razón del trastorno, podía simplemente dejar todo lo demás en el medio. Necesitaba sentirme como un escritor. Siempre me gustó interpretar el personaje que vivo. En las diferentes etapas de la vida, necesito creer: soy lo que hago.

Es importante enfatizar la necesidad de sentirme como un escritor, creando en *myself* tal personaje o incluso describirme en el libro como dos personas. Son solo diferentes maneras, planeadas por mí para mostrar un poco más del mundo de un **DDA**. Vale la pena mencionar que no tengo ningún tipo de trastorno de personalidad, ni de los subtipos de *borderline*, mucho menos narcisistas o histriónicos. Incluso confieso que hablo conmigo mismo de vez en cuando, no más que con normalidad, ya que muchas personas "normales" lo hacen.

Cuando era niño, no sabía adónde iría toda la información que adquirimos con el tiempo. Seguí imaginando al cerebro como un departamento lleno de armarios y cajones, creyendo que algunos datos serían inútiles de almacenar o simplemente conocer, como si tales datos ocuparan espacios que podrían ser rellenados de una mejor manera.

Aún hoy prefiero no ocupar tales cajones con cosas inútiles, ya que nuestra cabeza no tiene un botón para borrar todos los datos almacenados. Por lo tanto, es mejor no llenarlos. Estos datos se seguirán almacenando en algún lugar, y gran parte de esta información no la necesitaremos, ni la buscaremos nunca.

¿Cuántas cosas improductivas hemos aprendido? ¿Cuántas fórmulas, datos, números? Solo quería borrar algunas. ¿Por qué he pasado tanto tiempo aprendiendo ecuaciones invisibles y oraciones? Los estudiantes pretenden haber entendido y los profesores pretenden que sí, e ingenuamente, todavía pensamos que serán importantes en algún momento. ¿Y por qué nadie me había explicado nunca sobre el **DDA**? Esto, sí, necesitaba saberlo y nunca me lo explicaron.

Volviendo a mis archivos cerebrales productivos y a la idea fija de escribir, empecé a tener un sentido del olfato para los psicólogos, psiquiatras y para toda la gente "extraña". Siempre tuve uno que se cruzaba en mi camino. ¿Sería pura coincidencia o realmente existen en las montañas? La verdad es que cuanto más tenemos conocimiento de una realidad, más percibimos el vasto universo que se extiende detrás de ella.

* * *

En una de los gimnasios donde trabajé, conocí a Paulo, tenía canas, espíritu joven, y con 43 años, no creería que los tuviera, si el mismo no me los hubiera confirmado. Tatuado en uno de sus brazos, un verdadero hombre, solía ir al gimnasio todos los días, nadaba, hacía karate y jugaba fútbol los fines de semana. Teníamos una afinidad de amigos.

A medida que hablábamos, me sentí más cómodo. Por supuesto, era un tipo que, a pesar de cuidar y estudiar a personas con comportamientos atípicos, sabía exactamente lo importante que era cometer anormalidades en algunas ocasiones para sentirse vivo. Desde su juventud me confió hechos que él mismo describió como una fase de "voluntario neurótico", sus experiencias con las drogas, las mujeres, y cosas de toda la normalidad que yo imaginaba que eran parte de su mundo.

Comencé a ver a Pablo más a menudo, lo cual fue un obstáculo para mi entrenamiento. Quería compartir con él algo más técnico, conocer sus consejos y sugerencias. Pronto, empezamos a hablar de mi comportamiento. Pero no le mostré todo de una sola vez, podría asustarlo (risas). Inmediatamente me calmó, diciendo que era un simple trastorno y que él tampoco era tan normal. Me contó de algunos casos de psicóticos y algo más anormal, para mantenerme calmado. Después de todo, siempre nos consolamos cuando escuchamos: "HAY CASOS PEORES".

Además de la paciencia conmigo y de ser mi primer amigo "extraño", me aconsejó que practicara yoga para relajar mi mente, pero la simple idea de permanecer sentado, quieto y meditando, me dejaba totalmente impaciente. Lo descarté de inmediato. También me dijo que si sentía una incomodidad mental mayor, podía hacer tratamiento farmacológico, acompañado de terapia cognitiva.

Por supuesto, Paulo, además de ser una persona agradable, era un gran profesional. Siempre haciendo hincapié en afirmar su incapacidad con pacientes con Trastorno por Déficit de Atención, hablando solo dentro de los límites de su conocimiento, en esa inmensa complejidad de la mente humana.

Sin embargo, acordamos que debía tratar inmediatamente mi insomnio, porque me perjudicaba visiblemente. Desde las ojeras hasta mi mal humor matutino, con esa fatiga al final de la tarde. Le dije que tomé algunos medicamentos fuertes cuando estaba una semana entera sin dormir. Él, preocupado y pacientemente, me explicó con detalles los efectos fisiológicos y los daños de los antidistónicos, indicándome un medicamento fitoterapéutico: la *Valeriana*.

En la primera noche de insomnio, recurrí al medicamento e inmediatamente sentí los ojos pesados y la certeza de que un sueño profundo iba a llegar. Rápidamente me fui a dormir. Cuando abrí los ojos, la triste sorpresa: el reloj marcaba las tres de la mañana y yo simplemente estaba despierto. Quizá fuera una coincidencia. La noche siguiente, después de tomar la píldora, estaba totalmente despierto, apenas podía cerrar los ojos.

Como un buen **DDA** temeroso, pensé que tratándose de fitoterapia, podía tomar dos pastillas en lugar de una sola. Fue peor. Era como si hubiera ingerido un estimulante o energizante. Por no saber o por olvidar, Paulo no mencionó el hecho de que para muchos **DDA** la ingestión de algunos tipos de sustancias puede causar lo que ellos llaman un efecto rebote.

No tenía mucho sentido confiarle a Paulo que había decidido escribir un libro y, por eso, estaba necesitando su ayuda. Escribía sin una secuencia lógica, y varias veces, huía y volvía al tema. Era necesario tener algo que me ayudara a seguir un solo sentido en la escritura.

En varias ocasiones intentaba iniciar el texto, siempre sin éxito. Un simple ruido era como una bomba, suficiente para frenar todo.

DEMINCO, siempre inseguro, pensó innecesario que le contara. Dijo que Paulo lo encontraría patético. Pensaba que solo debíamos seguir mi instinto y escribir aleatoriamente, pero MARCUS ya conocía un poco sobre las ventajas de esos medicamentos. Él sabía que sus beneficios en la organización de un cerebro **DDA**. Leía relatos sobre escritores portadores del trastorno por déficit de atención, los cuales utilizaban determinadas sustancias media hora antes de comenzar a escribir y mejoraron mucho en la concentración.

DEMINCO hizo exactamente lo contrario. Decía que la mente no funcionaría con tanta espontaneidad y, sin el medicamento, las palabras serían más sinceras. Él aún me asustaba, diciendo que las ideas tampoco serían las mismas, y que había leído algo acerca de la impotencia sexual. Incluso con su desacuerdo, mi poco sentido común estaba decidiendo por los dos: necesitaba ahora programar con Paulo el remedio específico y la dosificación.

Al principio, se quedó sin creer que realmente escribiría un libro, pero mostré tanta voluntad y verdad en las palabras que no solo creyó sino que se ofreció a ayudarme con el medicamento. Pensamos, de común acuerdo, experimentar con el *Ritalín*, un solo comprimido de *Metilfenidato* 10 mg antes de escribir o en ocasiones de mayor necesidad de concentración.

Para mi sorpresa, **DEMINCO** no solo confirmó mi decisión, ya que dio una brillante idea: escribiríamos capítulos alternando con y sin *Ritalín*. Así, además de darle algo diferente a los escépticos, los estudiosos podrían analizar la diferencia y el efecto del medicamento. Y, como siempre, me dejé envolver con las ideas de mi amigo **DDA**.

No fue un matrimonio perfecto mi primer uso de *Clorhidrato de Metilfenidato (Ritalín)*. Es extraño afirmar, pero, después de tomarlo, surgía una triste sensación de normalidad. El mundo perdía el color, la emoción, y la mitad de mi entusiasmo desaparecía. No sé si todos reaccionan de la misma forma, pero simplemente disgustaba de aquella onda de ser normal. Aunque me diera cuenta de que el foco estuviera activado, las ideas venían en menor medida y en un ritmo más lento

Mi amigo invisible estaba en lo cierto e irónicamente, resumía al *Ritalín*: "Mi mucama **Rita**" entra rápidamente a mi habitación y mentalmente pone casi todos los papeles desordenados en los cajones adecuados, pero esconde el polvo debajo de la alfombra. Cuatro horas después, cuando se va, el polvo está volando de nuevo. Aunque tenga rinitis alérgica, el polvo es el que más me gusta en mi habitación y en la sala.

Después de la medicación, MARCUS parecía más presente. Bajo el efecto de **Rita** aún podría cambiar algunas cosas colocadas en el lugar equivocado y modificar las filtraciones de los sujetos en unas pocas líneas. Incluso pensé una vez más eliminar el término adoptado por **DEMINCO** de "extraños" para los estudiosos de nuestra mente. Sin embargo, creemos que mantenemos las cosas en desorden.

Paulo Dos (como lo llamaremos) fue mi segundo amigo "extraño". Una de las personas más inteligentes que he conocido. Un hombre de habla rápida, que no se perdía en medio de sus palabras complejas y no huía un instante de su raciocinio. Lentes de botella, un metro setenta de altura, distribuidos en un físico delgado, Paulo Dos era el perfecto estilo de medio monje, medio samurái.

Yo estaba asistiendo a un Curso de Extensión en Educación Física y él era el coordinador del mismo. Como buen **DDA** que ya tenía algunos años sin estudiar, quedaba en los días anteriores a clase sufriendo e imaginando cómo y qué podría hacer para evadir el tedio de dos días enteros de curso.

Para mi falta de suerte, no había ventanas en el aula. Y en cuanto entré en la sala, me fui en busca de aquella vieja silla en el fondo, pensando: Y ENTONCES, JUNTOS, NUEVAMENTE, TU Y YO. Era realmente un gran desafío. Por más que la clase estuviera interesante y el profesor pareciera envolvente, la situación no conseguía sobreponerse a aquellas duras sillas de madera y a toda mi impaciencia.

Inquieto, experimentaba todas las posiciones posibles en aquel corto espacio, entre mi silla y la del frente. Salía de la sala para beber agua, aunque no tuviera sed, iba al sanitario varias veces, pero el tiempo simplemente no pasaba. Finalmente, llegaba la hora del almuerzo y estaba lista la forma más apropiada de huir: salir a visitar a una tía que vivía cerca de mi campo de batalla y simplemente no volver.

Al día siguiente, previendo que todo fuera igual, tuve el propósito de despertar más tarde, con el fin de llegar en la mitad del primer turno. Allí, llegando atrasado, me encontré con Paulo Dos en la escalera que nos llevaba hasta el aula. Además de la agradable coincidencia, tuve la suerte de no recibir ningún tipo de sermón y, para mi sorpresa, le encantaba una buena conversación. No creí cuando, durante nuestra rápida conversación, él dijo también coordinar un Curso de Psicoanálisis.

Era el perfecto amigo "extraño" y todo lo que más necesitaba para saber sobre el **DDA** estaba allí, delante de mí, tanto en las explicaciones cognitivas y funcionales del trastorno como en el comportamiento **DDA**. Le dije que todavía estaba medio asustado con mi reciente descubrimiento y que pretendía escribir algo sobre cómo todo eso me movió la cabeza. No solo le gustó, sino que se dispuso a ayudarme en cualquier cosa que necesitara.

Paulo Dos era un **DDA** diagnosticado y afirmó que sus hijos también tenían el mismo trastorno. Me dijo algo que tuve cautela de mantener en un cajón útil en mi cabeza: "Una persona con **DDA** es un genio o un frustrado en potencia".

Yo sabía exactamente lo que quería decir con esa declaración y tenía sentido, conociendo todos los casos que había estudiado sobre las personas con **DDA**. Podría tener grandes ideas y convertirse en un hombre realizado, como también podría tener grandes proyectos sin terminar, lo que me transformaría en un fracasado.

Muchos libros tienen lecciones sobre el **DDA**, tratándolo como el "mal de los genios". Pero sobre el trastorno por déficit de atención y la genialidad, me quedo con el comentario de un amigo:

Esta historia que los genios son todos **DDA**, es argumento característico de la famosa Segmentación Sectaria de Privación Relativa. Es por eso que usted encontrará listas de "genios homosexuales" en la comunidad de los Gays, "Judíos Increíbles" en la comunidad idish, etc. Es natural que la gente se cierre en comunidades cercanas, que se adapten a sus características, buscando lo mejor en el resto de la humanidad. Pero es solo eso. Tener **DDA**, llevan gafas o ser zurdo, no es prueba de inteligencia o estupidez.

El apoyo amigo y comprensible de Paulo y las palabras de reflexión de Paulo Dos, sin duda, sirven de incentivo y aumentaban aún más mi determinación por seguir adelante.

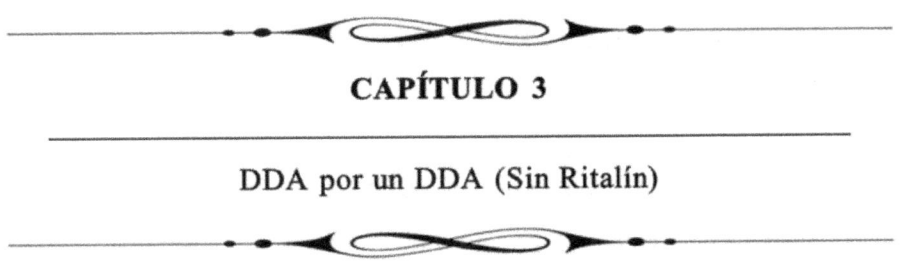

CAPÍTULO 3

DDA por un DDA (Sin Ritalín)

AUNQUE muchos expertos en salud mental se acercan a nuestro entender, nunca estarán dentro de nuestra corteza prefrontal. No sabrían exactamente sobre esa confusión interna. Es tal la confusión que, aun nosotros no somos capaces de desvelarla. He transformado mi inquietud en dudas, de las dudas formulé un cuestionario con interminables preguntas. En la búsqueda de por lo menos media docena de respuestas, estudié con ahínco ese maravilloso y complejo trastorno.

Tal vez ya era hora de intercambiar ese orden: nadie mejor que el propio **DDA** para describirlo o por lo menos para que lo intentara. No soy médico, ni doctor en el trastorno por déficit de atención. Soy solo un **DDA**, disléxico y soñador, tratando, contra todo pronóstico, de escribir un libro.

Me pareció mejor ahora proceder a boicotear los efectos del *Ritalín*. Sería contradictorio dictar el ritmo de mi vida, ni tan secuenciada, con algo que me ayudara a organizarla. Así que dejaré brotar al espíritu espontáneo de mi amigo invisible: mi yo **DDA**.

La primera idea no era escribir, o incluso comenzar el capítulo con este párrafo sin mucha razón para estar en el lugar donde está. Pero incluso habiendo olvidado cómo iniciaría, lo dejaré así. Sé que todavía queda vestigio de sentido común guardado en mí, y que también tengo un poco de equilibrio racional en algún lugar. En algunos momentos, soy capaz de hacer mucha fuerza y, aun doliendo, refrenar tanta impulsividad. Puedo, incluso, contenerme aún más y casi bloquear esa enorme intensidad. Aunque la disputa interna es tan desigual y dolorosa, simplemente no la quiero.

Tener esta limitación, accionando tales mecanismos de frenos y de ponderaciones, es ser MARCUS. Quiero mi otro 90% sin respetar reglas, récipes, ni acertar todos los cálculos matemáticos. Prefiero solo dejarlo libre y, dejarlo ir, porque amo toda esa complejidad en la que vivo.

* * *

Sería un tipo común. Me sentía varias veces tan pequeño en relación al mundo, tan impotente ante tantos sueños. Pasar por la vida como cualquier personaje, si esto no fuera este mi amigo invisible, que se esconde dentro de mí, haciendo oscilar esa sensación de poder e incapacidad, al mismo tiempo, mostrándome varias veces que el absurdo vive al lado. Tantos deseos audaces tan cerca. Los sueños cada vez más reales. La persona responsable de todo esto es **DEMINCO**. Con él veo todo siendo posible. Al lado de él, me siento tan poderoso, que seríamos capaces de conquistar el mundo en muchos momentos.

Le asusta la posibilidad de pasar desapercibido en el mundo o de ser incomprendido por otro. Se vuelve paranoico al imaginar que abandona el universo, que todo sigue igual, sin siquiera darse cuenta de su ausencia. La tierra da vueltas y vueltas, sus movimientos de rotación y traslación, esas mismas personas en el mercado haciendo las compras semanales, todo sigue igual y no se convierte en noticia en lo fantástico... Nunca he visto tanto entusiasmo, amor e intensidad por la vida. Es contagiosa su compañía.

Es una pena que este amigo se haya ido pronto, tan rápido como llegó, y tan lejos que debe estar yendo. Sin él caigo en la más profunda inseguridad. Nuevamente viene el miedo a cometer errores que me limitan, la sensación de impotencia que se escondía.

Lo que ellos llamaron la DISFUNCIÓN CEREBRAL MÍNIMA fue renombrada después de estudios exhaustivos de

Virginia Douglas como **DDA** (trastorno por déficit de atención). **DEMINCO**, todavía molesto por haber resumido todo lo que sentimos (los demás y yo) en solo tres cartas, fue más generoso en describirnos, al menos en cantidades de letras, que Virginia Douglas. Somos AGOBIADOS.

La agonía está latente en sus fases de mayor agitación. Si tienes que enviar un correo electrónico, hacer un trabajo y aun así llamar a alguien, sabes que puedes hacer una cosa a la vez, pero ahí está el tipo que te envía el correo electrónico, haciendo el trabajo con el teléfono apoyado en tu oreja, todo al mismo tiempo, hasta recordar que debes afeitarte, dejando todo por la mitad.

Si se despierta hambriento, con ese terrible sabor a insomnio en la boca, y tocado por un deseo incontrolable de comer plátano con granola, su agonía es tan grande que no tiene la paciencia para pararse, amasar el plátano en el plato y poner las granolas encima. Simplemente se come el plátano y tira el cereal a la boca simultáneamente. Con su estilo irónico, me dijo un día que sus dientes, en estos "días ocupados", funcionan como licuadoras.

Cuando está así, no puede concentrarse en nada, no se queda quieto. Ver la televisión requiere un control indescriptible, leer un periódico o un simple texto es casi imposible. Incluso con tiempo de sobra, siempre parece tener prisa por algo, le he visto decir buenas tardes por la mañana.

En estos tiempos de mayor agitación, una simple caminata puede convertirse en tortura. Se enoja cuando camina con sus largos pasos en el centro comercial y alguien se detiene allí, frente a él, solo para mirar un escaparate. Es como interrumpir su velocidad, detener su ritmo mental y físico por segundos. Siento que él quisiera poder pasar por encima de todos.

Peor aún que la "lentitud" de esa mujer mirando vitrinas, es que en ese mismo paseo, mi amigo **DDA** con la cabeza a mil se topara de frente con aquel conocido lleno de problemas por desahogar. Pronto piensa "qué mala suerte". Incluso con su trastorno, sé que él todavía trataría de mantener su manía por querer ayudarlos a todos.

Hacer una disertación sobre nuestro comportamiento **DDA** es complejo, porque ni siquiera sabemos exactamente cómo empezar. Mi amigo invisible siempre se agita cada vez que se encuentra tratando de describir algo tan confuso por sí mismo. Intenta rápidamente iniciar la explicación, apegándose a una línea de razonamiento, pero pronto es tomado por una gran euforia. Se cuida de no perderse en medio de un sinfín de ideas, buscando en medio de innumerables palabras barajadas en su mente, las más apropiadas y capaces de explicar con la mayor claridad posible. También sabe que necesita ser breve, porque puede olvidar todo tan rápido como pensaba.

Pero si por un momento, se le ocurre que el destinatario de la explicación no podrá entender todo a plenitud, surge una enorme aflicción. **DEMINCO** odia que lo malinterpreten. Tal vez tenga traumas porque ha sido malinterpretado muchas veces en su vida. Fácilmente podría pasar largas horas explicando todo acerca de las preguntas de **DDA** o simplemente darse por vencido de una vez. Todo depende del tamaño de la perturbación interna. Esto le da otra etiqueta más en su grandiosa colección: además de ser desorganizado, caótico, viajero, mal educado, grosero, en esas ocasiones es complejo o un prolijo.

* * *

ESTADO ESPIRITUAL – Hace algún tiempo leí en el libro *El Arte de la Felicidad*, del Dalai Lama y Howard C. Cutler, que todo ser humano tiene una especie de estado espiritual permanente, siendo también científicamente probado que algo puede suceder en su vida que lo haga inmensamente feliz, como ganar la lotería, realizar un proyecto o cumplir un viejo sueño. Pero después de la alegría y el entusiasmo siempre vuelven a su estado normal. También puede ocurrir lo contrario, una tragedia o una muerte inesperada. Entonces, la persona cae en desgracia, pudiendo sumergirse en la tristeza más profunda, incluso deprimirse.

Pero después de un período incierto, volverá a su estado espiritual normal. Una explicación perfecta para la gente normal. Pero su santidad, el Dalai Lama, solo había olvidado un detalle: informar sobre los estados cambiantes de los **DDA**.

Somos capaces, en un solo día, de experimentar todas las sensaciones humanas. Podemos despertar apáticos y desmotivados o bien experimentar que estamos deprimidos por la mañana. Todavía estamos tristes durante el café, entonces algo banal, cualquiera que sea, reaviva el entusiasmo por la vida. Ya en el almuerzo volvemos a la agitación que nos sigue, viendo dudas, cargando recuerdos inconscientes, volviendo a la inseguridad enemiga que dormía. Y, en estos momentos, nos quedamos sin un estado de ánimo exacto. Perplejos, nos preguntamos si somos felices o no. Al atardecer, un nuevo hecho nos hace sonreír de nuevo y, con una crítica mal colocada, nos invade un odio profundo hacia alguien, sentimos el dolor y la autoestima destruida. Llega el alivio de que sea todo rápido y pasajero, porque de un simple nada volvemos a amar tan intensamente a esa misma persona. ¡Todo en fracciones de segundos! Finalmente tratamos de dormir exhaustos con toda esta metamorfosis. Debe ser por ello que, incluso en días de pocas tareas y deberes, **DEMINCO** se siente agotado al final del día.

No sé exactamente en qué parte de nuestro cerebro, o cómo ocurre esto, pero es cierto que hay implantado, dentro de nosotros, un mecanismo o un *chip* que nos hace percibir, inmediatamente, los sentimientos en relación con los que nos rodean. Mi amigo invisible se entristece cuando se percibe en cierto ambiente que no le gusta a alguien, parece extraño decirlo, pero sé que realmente siente cuando no agrada. Esto le molesta, le causa incomodidad, en su interior no ve las razones para no ser querido.

Junto a los más cercanos, **DEMINCO** siente intensamente sus dolores, tristezas, vergüenzas y miedos. Se va inmediatamente en busca de todos los recursos disponibles para reconfortarlos. Por lo tanto, siempre está sanando a todos con palabras o gestos. A todos les gusta estar con él, como si estuvieran chupando sus energías. Es vibrante, el amigo que siente una enorme dificultad para negar peticiones, decir un simple no, en las raras ocasiones que lo dice, tal gesto le hace sentirse culpable por algo indeterminado.

Es increíble notar como él no escatima elogios a quién los necesita, pero un día me confesó escuchar muchos menos de lo que le gustaría. En una ocasión escuchó elogios frecuentes sobre su estética y, cuando se sintió bello, **DEMINCO** comenzó a desfilar por las calles, eligiendo a las mujeres más feas para coquetear. Y guiñando a todos aquellos que aparentemente tenían baja autoestima: "Era mi tonta manera de compartir esa deliciosa sensación de sentirme bello, con quien lo necesitara. Yo también quería que se sintieran bien".

DEVANEOS – Un impaciente e inquieto. Comienza este libro con otros dos idealizados en su cabeza. Corre escribiendo este texto y modificando otros que aún no ha empezado. Me dice que, muchas veces, una simple palabra trae mil ideas vinculadas. Allí se agita, corre a otros escritos donde agrega o quita algo nuevo que viene del infinito o del mundo de la luna en el que se encuentra.

Piensa en todo al mismo tiempo, una cascada de ideas. Lo que es asombroso es que son pensamientos diferentes, muchos otros ya tan avanzados. Un día me confesó que escribe los capítulos simultáneamente, incluso viendo su entrevista en el programa de Jô Suarez. Crea en el presente, un posible diálogo en el programa con las preguntas sin las respuestas. Incluso, es capaz de reírse a carcajadas antes de las bromas de Jô. Pensando en ello durante mucho tiempo, siente hasta el aire acondicionado del estudio y toda la ansiedad de entrar en el auditorio...

A pesar de que resulte difícil que todo eso pase, de encontrarlo como un soñador, siempre lejos del suelo, de cuidar para que él no se frustre o fracase, o incluso que pierda su precioso tiempo con tales delirios, a pesar de que tenga todo ese cuidado, a pesar de todo, **DEMINCO** me hace ver todo esto de una manera colorida y real, me da emoción y entusiasmo. Su ansiedad es tan grande que, a veces, quiere que el futuro llegue pronto. Una vez me dijo que, cuando todo era muy aburrido e igual, quería tomarse una droga con la que pudiera dormir durante tres meses y despertar solo para ver si algo había cambiado. Incluso sabiendo que eso perjudicaría al presente, él, varias veces, siempre prefería la "salud" del futuro.

Estar escribiendo junto a mi amigo **DDA**, hablando de nuestro comportamiento es inmensamente emocionante, sin **Rita** podríamos ser capaces de desviar el tema en todo momento como lo he hecho ahora, por la impulsividad y la falta de atención... Ah, este cambio de tema que me persigue...

Pero, de nuevo hablando de su falta de atención... A veces, **DEMINCO** hace caminatas aéreas por las calles, como si todo el mundo fuera fruto de su imaginación, siendo él la única cosa que existe en el universo. En estos viajes, simplemente no ve a la gente que le rodea. Por pura distracción, se tropieza con ellas, pasando de largo sin saludarlas.

¿Qué pasa con las fechas, números o nombres que olvida? No entiendo, de hecho, cómo pasa esto, porque él piensa en todo, en cada momento y cada hora, tal vez no se acuerda de recordarlo en el momento adecuado. Puede pensar en el cumpleaños de un ser querido tres días antes, y solo dos días después de darse cuenta de que no lo felicitó el día exacto. Cómo puede despertarse pensando en todo lo que tiene que hacer, recordando dónde puso la llave de su coche la noche anterior, imaginando lo que desayunará, preparando la mejor ropa para ponerse, y a la hora exacta de salir, se retrasa sin razón, se queda sin café hasta que llega al coche con la camisa al revés y se da cuenta de que ha vuelto a olvidar sus llaves.

Los devaneos o las ausencias repentinas en las ocasiones más inadecuadas serían para mí más que una huida de algo sin tanta motivación. En conversaciones aburridas o en ambientes grises, siento que fluctúa en busca de algo motivador, dejando estos lugares en búsqueda de más emoción. Puede ser un sueño, una idea o mil proyectos simultáneos, lo que importa es superar el aburrimiento. **DEMINCO** es capaz de crear y "ver una película entera" en medio de una monótona conversación. Por eso ningún lugar es tan desagradable, porque si lo es, simplemente no se queda allí mucho tiempo.

Es visible que los estudios sobre el **DDA** todavía estén en curso. Es fácil leer comentarios tontos o erróneos sobre nuestro comportamiento, así como muchas cosas que aún son vagas. La falta de informes, por ejemplo, sobre el comportamiento sexual de muchos **DDA** se refleja directamente en la falta de complicidad del "extraño" y su paciente. El hecho de que hayamos participado en foros en línea y comunidades de Internet sobre el tema ha hecho darnos cuenta de que realmente hay algo diferente en el comportamiento sexual de muchos **DDA**. Muchos tienen fases de hipersexualidad, otros hiposexualidad. Algunos creen que el sexo calma. Una cosa es cierta: ser **DDA** es ser diferente y no sería en el sexo donde seríamos iguales, incluso por ser tan intensos e impulsivos, podemos reducir el freno que limita a las personas en la cama.

Debido a que son tan intensos y tienen tanto amor por la vida, algunos (no todos) tienen enormes dificultades para ser fieles, muchos atraídos solo por el espíritu aventurero y la emoción, otros confían en que lo hacen para demostrar su poder de seducción o incluso para escuchar diferentes elogios.

Y, cambiando de tema una vez más (solo para no perder la manía sintomática del **DDA**), las mujeres, al leer lo que se dice aquí, pueden no identificarse, porque dije que la mayoría tienen dificultades para ser fieles y también para darse cuenta de que los hombres son la mayoría de los portadores del trastorno. Las novias de los **DDA**, al leer, entiendan que solo hablé de una "TENDENCIA". Además de que las reglas tienen muchas excepciones, no deben olvidar que su intensidad es infinita, y que este, además de ser fiel, puede ser el más grande de todos los amantes. El **DDA** nunca pasa como una suave "brisa" en la vida de alguien, viene como un huracán, cambiando los sentidos y las direcciones, dejando experiencias y marcas en aquellos que aparecen en su camino.

Es una aventura amar a un **DDA**. Nunca se sabe la milagrosa idea que está por venir. Lo que vendrá: ¿una sonrisa o una mirada áspera? ¿Un castigo por algo simple o ese mal humor por no mantener la velocidad de pensar en ello? Puede venir un amor inconmensurable, regalos, palabras dulces todo el tiempo, o simplemente puede olvidar lo que diría.

Y los amantes del **DDA** manténganse tranquilas: la aventura es algo muy importante para ellos. Saben respetar mucho a los seres humanos y puedes aprovechar los buenos datos que les daré a lo largo del libro.

Volviendo (siempre estoy volviendo de algún lugar lejano) y, aún en el sexo, hoy entiendo por qué, a los dieciocho y diecinueve años, ya había tenido algunas ausencias en la cama con mujeres. Hoy, sabiendo lo que sé sobre **DDA** me perdono por esto y seguramente en ese momento no fui capaz de encender mi botón de hiperconcentración. Debería haberme levantado de la cama e ir a mi mundo lunar. Sin embargo, recuerdo muy bien una cosa: eso ocurría de forma secuencial y cuanto más lo intentaba y no podía, aumentaba más la presión y la auto anulación, imaginen que todo esto pasaba a la edad de la aceptación y justamente en el sexo, donde precisaba desempeñar el mejor de todos mis papeles. Mi cabeza también en esos momentos no paraba de viajar. Así que descubrí una táctica infalible. Cuando estaba en la cama con una mujer y algo salía mal, porque estaba pensando otra vez que no podría hacerlo porque estaba en la luna. Pasaba a imaginar una luna llena de mujeres hermosas y sensuales, por supuesto, esto funcionó, porque recuerden, que si estamos ausente en diferentes momentos, somos demasiado creativos.

***

INSOMNIO – Dos y diez de la madrugada. Ya hemos comenzado este capítulo varias veces. Debimos haber tenido algunas noches sin dormir. El insomnio es algo terrible, como si el cuerpo estuviera cansado y la mente todavía agitada. Luego, nos vamos a la cama sin ningún acuerdo, el cerebro, separándose de lo físico, sale deambulando a un ritmo frenético, buscando inmediatamente los temas aún pendientes, como si necesitáramos en ese momento de descanso, algo de qué preocuparnos. Pensamos en todo el día de hoy. Lo que hemos hecho y dicho. Así que, si no hubo nada diferente o preocupante, volvemos hasta ayer y revisamos todo el día. Luego está la duda: ¿dijimos algo inapropiado a alguien? Empezamos a imaginar lo que hay que hacer al día siguiente, y de repente, cuando menos lo esperamos, ya estamos en el baño de ese centro de la ciudad en uno de los viajes que hicimos, leyendo las frases escritas en la puerta, siguiendo ligeramente y sin lógica el penalti perdido por Zico en el 86, escenas rápidas, que pasan como *flashes*, porque, entonces, sin ninguna secuencia coherente viene una gran idea: llamaremos al Padre Marcelo Rossi para abrir el carnaval bahiano con un bloque de samba que ya hemos nombrado como el bloque de la fe, todos de blanco, dando la paz y mostrando al mundo la mistificación de la fe de la gente. ¡Y vamos ante el alcalde a presentar todo el proyecto! Entre algunas de las historias que leí sobre el insomnio, vale la pena mencionar la de Alberto Goldin, en el libro *Freud Explica*:

> Será una de esas noches. Sé de antemano lo que me va a pasar. Me sentiré como un idiota, un espectador del silencio. Las manecillas del reloj circularán, monótonas, sin prestarme atención. Horas inútiles, minutos vacíos

cuando dejo la escena y me encuentro afuera. Mi situación actual, mi trabajo, mi vida girará en mi cabeza. Repasé cada palabra de la tensa discusión que tuve con mi pareja. Será una noche nueva e interminable de la que me despertaré más exhausto que cuando me fui a dormir. La oscuridad es insondable; la noche misteriosa y mi vida son patéticas cuando, a falta de algo mejor que hacer, aprovecho este tiempo para repasar, ambas, la película de mi existencia. Una solución es contar ovejas, pero vislumbro un rebaño infinito para contar sin que esto cambie mi situación de ninguna manera. Fue hace mucho tiempo que no sucedió; yo había estado durmiendo bien cuando hoy, justo hoy, pensé en esto: invocar a los demonios de la noche sin ninguna razón, tal vez este sea mi error. Eso los irrita y ahora no tengo forma de apaciguarlos. Tal vez hay otras razones que no conozco. Sé que por la mañana, a la hora exacta de levantarme, el insomnio termina y luego me muero de sueño. Lo cierto es que por ahora estoy aquí, esperando que algo suceda; como, por ejemplo, dormir.

Hoy, conociendo mejor a mi amigo **DDA**, puedo decir que sus noches de insomnio vienen de la indescriptible sensación de perder el tiempo durmiendo. Su pasión por la vida es tan grande, que le causa cierta incomodidad cuando se acuesta a dormir, siendo tomado por la duda de que podría estar usando mejor las horas o estar en algún lugar disfrutando de la vida.

* * *

IMPULSIVIDAD – Si tengo días metódicamente iguales en mi rutina de trabajo, de estudios, de relaciones, si todo camina en la más perfecta armonía y orden, **DEMINCO** confiesa sentir cierto dolor físico. Pronto me convence de la importancia de cometer una locura. Necesitamos algo que haga que el corazón vaya más rápido para notar que estamos bien vivos y animados. Como el día en que fui tranquilamente a trabajar. Era martes o miércoles, un día normal y, sin previo aviso, mi amigo **DDA** acelera el coche y enloquece con el freno de mano, solo para darnos esa sensación de caballo de madera. Le encanta hacer eso. Algo que surge de la fusión de la impulsividad y la intensidad clásica de muchos **DDA**.

Me gusta así, ¿y saben por qué? Cuando estamos en la cama abrazados con nuestra almohada o hablando con nuestra propia sombra, pensando en maravillosos momentos ya vividos, nunca recordamos el primer examen de ingreso o un sermón que nos dio nuestra madre al orinar fuera del retrate. Seguro que recordamos la inusual locura que pudimos hacer. Esto es importante, nos mantiene motivados y marca nuestras vidas. Después de todo, ¿qué es una vida sin historia? Ah, sobre historias y hechos, quiero aclarar una cosa ahora, antes de que se me olvide: el **DDA** no es realmente un mentiroso. Solo le gusta poner más color, más luz y más especias en las historias antes de contarlas.

Varias veces, las palabras pronunciadas por mi amigo **DDA** son capaces de salir sin que él tenga tiempo de evaluar la medida exacta de su peso. Muchas ocasiones inoportunas y comentarios desafortunados son más dolorosos para el que los dice que para los que se lastiman al escucharlos.

Nuestras palabritas salen incluso sin pedir permiso a ese frenito que la gente normal tiene en sus cerebros y solo entonces el sentido común funciona, a veces, mucho después. La verdad es que la impulsividad y la agonía verbal son tan grandes que nos encanta inventar palabras que no existen.

En una ocasión, yo, mi amigo **DDA** y otra persona estábamos juntos y **DEMINCO**, todo emocionado, quería contarle acerca de una hermosa mujer, que estaba súper arreglada en una fiesta a la que habíamos ido. Ella, llena de "no me toques", con altos tacones rojos y un hermoso vestido largo. Mi amigo **DDA**, buscando la palabra más adecuada para describir a esa hermosa mujer, simplemente se fue con esta perla al viento: era una mujer "ESPUFETALANTE". Creo que era algo relacionado con lo esplendoroso que era.

Todavía recuerdo que, en una ocasión, quiso describirle a alguien que una persona hizo un gesto repentino y grosero a su novia. No encontré la palabra inmediatamente porque pensé en muchas. En el apuro, **DEMINCO** grita en mis oídos y yo repito: "!UNA ESTORVADEZ!". Había hecho una "ESTORVADEZ", una estupidez muy intensa, quiso decir.

O, como ese día, mientras aún salíamos con una morena y estábamos viendo un desfile con un par de amigos. Todo iba muy bien, la fiesta, la música, el *buffet*, un hermoso evento, hasta que esa fatal rubia entró a la pista. Mantuve mi mirada fija en ella hasta que cruzó la pasarela. Vino, desde más allá, una impulsividad sincera y una desconexión. Mientras desfilaba, **DEMINCO** dijo en medio del grupo: "RUBIA ES RUBIA". Y todos miraron asustados, incluido MARCUS.

Estuvo también la historia de un dentista infeliz. Después de agendar a regañadientes mi regreso al dentista, terminé haciéndolo. Tal vez por miedo, llevé a mi novia a cuestas. Después de que el doctor me hizo acostarme en esa silla sadomasoquista, me metió en un caño de no sé qué, me llenó la boca de agua, me hizo escupir y limpiar todo el tiempo, todavía me metía por la boca ese espejo redondo y ridículo, causándome un enorme sufrimiento y simplemente dijo frente a mi novia:

—Estás lleno de placa y sarro.

No me di cuenta de lo enojado que estaba **DEMINCO** por la forma grosera en que el dentista daba el diagnóstico, justo en frente de la chica. Inmediatamente, le contestó:

—Peor es la cantidad de caspa que cae de la cabeza en su ropa y las cejas que parecen nieve.

Sin duda alguna, la peor situación con las "palabras de la propia vida", fue ir al banco en busca de un préstamo. Era una etapa de poco dinero, había buscado una institución financiera con el propósito de un pequeño préstamo para pagar la cuota del coche. Cuando llegué allí, después de estar ubicado en ese movimiento característico de una sucursal bancaria, encontré la línea donde debía quedarme. **DEMINCO** ya estaba retorciéndose en el sillón, girando de un lado a otro, cruzando y descruzando sus piernas, amasando y desmenuzando el papel con el número de su contraseña. Logramos ver al gerente desde lejos, mi amigo **DDA** ya estaba inquieto, empujándome porque no había ido con el tipo en cuestión. Pero aun así, sabíamos que lo necesitaríamos y tendríamos que mantener la conducta. Me esforcé por esconder a mi amigo **DDA**.

Finalmente, nos sentamos en una silla frente al gerente, llenamos un enorme formulario, dos páginas de preguntas sin razón, todo aumentaba la impaciencia de **DEMINCO**, que ya mostraba, al escribir, su dislexia. Media hora más tarde y, aparentemente, con todo bien los papeles, el tipo nos pregunta para qué queríamos dinero, ¿con qué propósito sería el préstamo? Mi amigo, **DDA**, respondió irónica y rápidamente:

—Para comprar drogas y revenderlas. Vivimos de eso.

Afortunadamente, el gerente no se lo tomó en serio, riéndose, diciendo que es práctica del banco hacer este tipo de preguntas. Él no sabía que la práctica de **DEMINCO** era responder a este tipo de preguntas estúpidas.

"A veces, tengo ganas de decir algo que vuele tan ligero como mis pensamientos. Incluso antes de verbalizarlos, siento que no siguen mi ritmo mental. Entonces ya no grito lo que gritaría y me callo. Estas palabras se pierden en los cajones de mi cerebro. Un día, cuando menos me lo espero, saldrán, los necesito de alguna manera. Otras palabras serán más trabajadas, filtradas, e incluso bien ensayadas, pero, en el momento exacto, se pierden fácilmente, por lo que es grande la diferencia intencional momentánea. Pierdo los ensayos y los ajustes verbales todo el tiempo, pero, la mayoría de las veces, las ideas simplemente salen sin ensayar, sin filtro, sin saber de dónde vienen, es cuando no las olvido".

* * *

INTENSIDAD – Ciertamente **DEMINCO** pertenece a la clase **DDA** del subtipo más intenso que puede existir. Los locos por la vida quieren todo al mismo tiempo e inmediatamente. Quería estar en tres lugares al mismo tiempo.

Tal intensidad es a veces dañina. Todo es inmenso, sin término medio, vuela entre extremos, es de ocho u ochenta. Incluso siempre dijo que odia el medio, así como los domingos y las comas.

"El medio es algo indeciso. No es estar arriba o abajo, no estar feliz o triste, es estar caliente" es lo que escuché una vez de un amigo con **DDA**: "SEA CALIENTE O FRÍO. Solo NO SEAS TÍBIO QUE TE VOMITO". También creo que está justo ahí.

El domingo se acerca al lunes y, como soy futurista, sufro de antemano imaginando el terrible lunes.

¿Y la coma? Bueno, la coma es el freno que odio, es detenerse y reflexionar, es interrumpir un párrafo espontáneo.

A veces me encuentro con un problema tan pequeño, pero él lo ve con la grandeza de que empezamos a arreglar lo que fue una tontería como algo alarmante, capaz de entretenernos durante días, horas, o el tiempo necesario hasta que encontremos otro problema. A veces siento que necesita algo de lo que preocuparse.

Muchos lo llaman exagerado, otros dramático. Cuando estoy con Rita y lejos de **DEMINCO**, tengo el discernimiento para entender a todos los que así lo interpretan, pero todo depende de la proporción de la propia vida.

En la vida de mi amigo **DDA**, todo es realmente grande, sus dolores siempre serán más fuertes, así como sus historias siempre más impresionantes. La intensidad no siempre parece bien dirigida, a menudo es algo sin límites. Y, sin control, se percata mi amigo **DDA**, que despierta en él un deseo incontrolable de algo diferente. En esos días, es llevado por un espíritu aventurero y sale por senderos, a veces egocéntricos, en busca de emociones, aventuras o algo más grande, como hace años.

Estaba saliendo con Izabele, una chica guapa, con experiencia y llena de ambiciones profesionales. Bele, como la llamaba, tenía el pelo largo y rizado de diferente color, medio marrón claro con mechones de color miel, mejorando aún más su tono de piel claro.

Es cierto que ella insistió en que mi amigo estudiara más y tuviera un objetivo profesional, quizás solo eso, una de las pocas razones de los raros malentendidos entre los dos. Sería la mujer ideal, si no fuera por el espíritu aventurero de **DEMINCO** que lo quería todo.

Era la semana de evaluaciones para ella, que **DEMINCO** incluso entendió, porque además de estudiar en la misma escuela, aunque en clases diferentes, también estaba en semana de evaluaciones. Pero ella estaba demasiado entretenida con sus estudios y él, como siempre, no estaba tan entretenido. Siendo la semana de las últimas evaluaciones del año no cambió su calendario interno en absoluto, el deseo surgió inconsecuentemente.

Frente a la escuela, se había encontrado a un antiguo ligue, alguien por quien todavía sentía mucho afecto, sobre todo porque mi amigo siempre conserva afecto de los que formaron parte de su vida. Su ex, llamada Laura, seguía siendo, como siempre, sexualmente atractiva, rubia y alta (como la de los desfiles), y con un encanto irrefutable para cualquiera, imaginen cómo se sentía mi amigo **DDA**.

Después de los ardientes saludos, le preguntó si él estaba saliendo con alguien. Inmediatamente le dijo que no, que era la respuesta obvia, y luego le preguntó qué haría el viernes por la noche, por supuesto, ni siquiera mencionó que tenía prueba el sábado, temprano, y mucho menos rechazó la invitación a beber vino en su casa, ya que sus padres estarían en la hacienda.

En su cabeza ya estaba todo bien, dormiría allí y, como vivía frente a la escuela, le bastaría con cruzar la calle el sábado y estar listo para hacer la prueba. Hasta entonces todo parecía tranquilo y normal, solo una cosa era más atractiva que el encanto de Laura, la amiga que estaría con ella en el apartamento.

Esta conversación se produjo el miércoles, y **DEMINCO** no pudo hacer otra cosa que estar agitado, imaginando a las dos amiguitas juntas, el vino, el apartamento vacío. Durante los sueños, Bele apareció, a su manera, con todas las advertencias cuidadosas sobre los temas que tendría que estudiar para las evaluaciones. Ella estaba lista para ayudarlo. En la víspera del encuentro con Laura, mi amigo cargaba una culpa, un peso sobre su espalda y su conciencia. Me dijo que antes de salir al encuentro de las dos amigas, había películas en su cabeza; la imagen de ella, tranquila, leyendo los libros que necesitaba, mientras que él, acostado en su regazo, no entendía nada.

Aunque con todo este duelo interno, él fue y, en el camino, ocurrió algo extraño. Laura estaba buena, pero si llegaba un programa que le pareciera mejor, no lo pensaría dos veces.

Al llegar a la puerta del edificio donde vivía su ex, agitado por la íntima lucha de la culpa con la intensidad, tuvo suerte cuando el portero le dijo que Laura se había ido. **DEMINCO** me dijo que, en ese momento, sintió un gran alivio, aunque no quería, no era capaz de negarlo, y a menos de que fuera por algo superior, no cargaría la sensación de haberse perdido algo interesante.

Un sentimiento intenso y verdadero se manifestaba en las ocasiones más inesperadas. Un día, después de terminar las clases por la mañana, **DEMINCO** aprovechó su disposición matutina y decidió anticiparse a sus ejercicios físicos de la tarde. Así que, en lugar de practicar el entrenamiento con pesas al final de la tarde, lo hacía temprano, así que había más tiempo por la tarde para hacer algo que aún no sabíamos qué sería. Pero él sabía que, cuando llega la emoción, lo mejor es no posponerla. Se aprovechó de ello, haciendo todo de inmediato, hasta que se le acabó la energía.

Cansado y todavía muy sudoroso, tuvo mucho cuidado de quitarse la camisa que, empapada de sudor, podía ensuciar el asiento de su coche. Después de sentarse en una toalla grande perfectamente colocada en el asiento, puso reversa con la certeza de que volvería a casa.

Como nada en su vida podía ser tan predecible, cuando se detuvo a la primera señal, pudo, desde lejos, escuchar a un humilde cuidador de autos cantando la canción *With or Without You* de **U2**, su banda favorita. Fue suficiente para que mi amigo **DDA** se detuviera, se pusiera su camisa todavía mojada y se dirigiera hacia el niño que, sin entenderlo, se asustó con simpatía.

Allá estaba mi amigo invisible, bajo el sol del mediodía, cansado y hambriento, queriendo saber todo sobre la vida de ese cuidador de coches. Sus intenciones eran ciertas. Le fascina la gente, quiere conocer la vida dentro de la gente, siempre piensa que todo el mundo tiene un universo infinito guardado, escondido. Descubrió que, en la aparente miseria, en sus sencillos trajes y en sus gruesos pies descalzos, se escondía un niño soñador que, entre las muchas ambiciones posibles, solo quería ver un espectáculo de **U2** una vez en su vida. Eso conquistó a mi amigo de tal manera que, si pudiera, llamaría a Bono, al mismo tiempo, y financiaría un espectáculo solo para ese fan especial.

Dice que así descubrimos a las personas. "Necesitamos ser sinceros con la gente, dejar que vuelen para mostrarnos su mundo oculto. El ser humano es más frío y, tímidamente, no malgasta tantas emociones y entusiasmo. Tenemos que ayudar, tienen que sentirse importantes, raros y especiales, yo puedo hacerlo y siempre lo hago".

Por más que el fuerte aliento de la bebida alcohólica incomodara a mi amigo **DDA** y el hambre lo cansara aún más, se fue con la sensación real de que había escuchado a alguien que no había sido escuchado durante mucho tiempo con el corazón, y me dijo que estaba completamente seguro de que ese simple parqueador descalzo se sentía más gente ese día.

A **DEMINCO** le encanta viajar por las ciudades del interior del Estado. Y lo ha hecho tanto que ya no puede recordar sus nombres, le encanta conocer las historias más absurdas o historias de los miles de ancianos de los campos. Sus hábitos, costumbres, creencias y, sobre todo, sus remedios caseros.

Jura hacer esto tan espontáneamente como pueda y también dice que no siempre tiene la misma paciencia. "A veces estoy a una velocidad interna tan abrumadora que no puedo ver a las personas a mi alrededor y escucharlas no tiene importancia, prefiero no escucharlas en esos momentos, y luego sigo sintiéndome egoísta al respecto. ¿Quién entiende? Cuando me detengo a escuchar a alguien, quiero estar dentro de él como un anfitrión, como cuando beso a una mujer que me gusta, quiero convertirla en una píldora y tragar, eso es lo que soy".

No lo pondría ahora, pero aquí, a mi lado, él, todavía muy emotivo, me pide insistentemente que le describa lo que sintió ese sábado. Mi amigo **DDA** estaba contento (lo que no es raro), se había dado un baño caliente y había salido a conocer a otro amigo **DDA**. Habían programado el café habitual en la librería, donde disfrutarían y hablarían sobre el libro.

Con el pelo mojado y unas buenas gafas *Rayban*, salió de casa sin ningún tipo de prisa (esto es raro). Todavía cantando desafinado y gritando la misma canción que transmitían en la radio, podía ver desde lejos y a través del parabrisas del coche una multitud en medio de la calle. Sentía que no era algo bueno. Su cuerpo se iba llenando de sudor en las palmas de las manos. Al ritmo del embotellamiento que estaba haciendo en el lugar, se acercaba y veía lo que nunca olvidaría: el pequeño cuerpo de un pobre niño que acababa de morir. Era un niño negro y delgado que, ciegamente, había cruzado la calle en la disputa con otros para ver cuál de ellos tomaría la cometa primero. El golpe había sido tan fuerte que, además del coche completamente dañado, su ropa interior había saltado de su delicado cuerpo a sus pies descalzos.

Se acordó rápidamente, como un *flash*, de los pies descalzos de aquel cuidador de carros. Empezó a pensar en el niño, en cuántos sueños estaban enterrados allí, en el suelo de ese asfalto caliente. ¿Y dónde estarían sus padres? ¿Cómo reaccionarían? Y la pobre chica que lo atropelló, ¿cómo estaría? Todo lo que lo hacía indescriptible, su sensibilidad se expresaba en dolor físico, y se manifestaba en fuertes dolores de cabeza.

Obviamente, su feliz día se llenó inmediatamente de preguntas sobre la razón de todo esto.

A la vuelta del melancólico café, debió pasar por el mismo lugar que, aún empapado de sangre, hizo llorar lentamente a mi amigo invisible.

Al día siguiente, al mostrar la primera sonrisa, me sentí egoísta al ver que él seguía siendo el mismo y que la vida seguía igual, aunque el niño ya no existía. Me dijo:

"Ayer, amé y sufrí cada cicatriz de ese frágil cuerpo. Mi amor por la vida es algo inconcebible, amo todo lo que puede formar parte de ella, incluso amo cada ácaro de mi almohada".

Terminaré con alegría resumiendo esta intensidad, con en aquella balada con los amigos. No es difícil convencer a un **DDA**, como yo, de ganar en la calle. Incluso en la víspera de todo un día de trabajo, la inconsecuencia siempre hablaba más fuerte en mí. Sin un lugar definido, acordamos irnos. Yo (y mi **DDA**) y dos amigos más. Sin dirección, nos detuvimos en un pequeño bar en la orilla y tomamos unas cervezas. Los bares de la orilla son la táctica utilizada por los jóvenes de clase media antes de los clubes nocturnos, llegamos alegres a los clubes nocturnos, así que no gastamos tanto, sería suficiente para "completar el tanque". Al son de la música techno y llenos con dosis muy caras de tequila, bailamos y perturbamos toda la fiesta. Dimos la vuelta a la noche y salimos del club nocturno con la llegada del día. Aunque terminamos, compartimos un guiso caliente de tapioca, vimos el sol brillar en el horizonte, y con los primeros rayos del día, la satisfacción interna que habíamos disfrutado cada segundo de ese instante.

¡Un susto! En ese mismo momento, mi perro pasaba su lengua helada por encima de mi pie y ladra, justo ahí, junto a mí, y su ladrido se lleva lo que queda de mi concentración en ese momento. Es como si me hubiera despertado, perdido en medio de una pantalla llena de palabras que no sé con seguridad su origen. Hace calor en la esquina de la habitación donde escribo, voy a encender el ventilador y volver...

Aproveché la oportunidad para tomar una taza de café, a las tres y diez de la mañana. Intentaré contenerme para no escribir tantas exclamaciones como me gustaría. ¿Cómo me gustan las exclamaciones y la reticencia? Qué bueno sería también si no hubiera comillas y pudiéramos salir y escribir, sin ningún tipo de orden, solo espontáneamente. Pero estábamos hablando del café que tomé, ¿cierto? Me recuerda que siempre he sido un adicto al café. Además de darme una sensación más tranquila y concentrada, era una excusa que usaba para salir de las aulas todo el tiempo.

La creatividad existe, no de forma ordenada, sino en proporciones absurdas. Los ideales no salen de la nada ni por casualidad. Es como si todo lo que leyera, escuchara o viera, estuviera guardado y registrado en "cajones" separados de mi mente. Y un día, cuando menos te lo esperas, un destello, un *insight*. Fiat Lux.

DEMINCO siempre tuvo el sueño de escribir un libro. Se sentía un poeta, un pensador o, de hecho, un mero filósofo. Sus textos y reflexiones están apilados en mi habitación hasta hoy. Muchos de ellos sin fin, otros fantásticos. Era su intención de sacarse tanta emoción de la cabeza. Es fascinante leer sus textos llenos de faltas de ortografía y su aguda dislexia. La velocidad de las palabras en la cuna de sus pensamientos.

Finalmente, a veces intentaba, en vano, escribir algo sobre lo que pensaba. Por lo que recuerdo, no llegó a la quinta página, pronto se desconectó de ese proyecto, pero no sabía que la idea se mantendría en un cajón confuso en su cabeza.

Pronto descubre el **DDA** en su vida y comienza a estudiar sobre el trastorno. Se da cuenta de que el mundo tiene prisa por todo, de que los trastornos llegan en proporciones preocupantes. Niños que se enferman temprano de enfermedades neurológicas. Lee sobre niños deprimidos de tres, cuatro o cinco años de edad y nota que el mundo tendría demasiada prisa para tratar de entender sus poemas y sus ideas. Otra información que está oculta en algún departamento de la mente.

Mi amigo también leyó libros sobre la vida de genios famosos como *Mozart* y *Beethoven*, y se preguntaba: ¿a dónde irían los genios? ¿Será que siguen existiendo? Si el mundo tiene prisa, ¿cómo lo notaría? Recordemos rápidamente esa frase del coordinador de un curso de psiquiatría "El **DDA** ES UN GENIO O UN FRUSTRADO EN POTENCIA". **DEMINCO** lo sabe y, como una bomba, surge un *insight*. Las ideas salen volando de los diferentes cajones y todas se encuentran perfectamente.

El viejo sueño del libro vuelve, cambiando de tipo, viene la urgencia de hablar de cosas modernas (**DDA**). Recuerda la prisa del mundo egocéntrico, que ya no está interesado en la poesía y no tiene tiempo para interpretaciones complejas. Es la prueba final de su vida, será un genio o un frustrado, no porque se sientas como un genio, sino porque conoce en su interior el potencial de sus ideas y la dificultad de terminar algo. No concluir para un **DDA**, aunque es algo común, también le causa mucho sufrimiento.

$$* * *$$

INDECISIÓN – No sé si es indecisión, porque es invisiblemente tan grande al punto de volverse indeciso en describirme. La verdad es que creo siempre: lo que hice, podría ser aún mejor, y tal vez la baja autoestima me hizo crear un escudo de perfeccionismo idiota, siempre buscando estar cerca de la excelencia y, en esta búsqueda, cobro todo lo que puedo tener y dar, e incluso si me acerco, creo que estoy lejos de lo que es perfecto.

Me controlo, una vez más, a no volver a los capítulos anteriores y corregirlos, modificarlos o simplemente anularlos, esto si no caigo en una crítica infeliz por ese borde que tanto odio y que no lo puse en el momento justo de esa línea torcida. Como todo en mí es un polo extremo, así como encuentro formidable la idea del libro, también me siento jugando un papel ridículo. Así como yo amo y odio en fracciones de segundo. Incluso si la incertidumbre me acompaña, iré hasta el final para averiguar si tenía razón. Todo en mi vida es inmenso, puedo sufrir demasiado por mi error, así como pronto puedo superarlo y volver un paso más arriba de lo que caí.

Tengo muchas manías. Uno de ellas es pensar siempre que por mucho que tenga conocimiento de algo, alguien siempre sabrá más que yo. No sé dónde perdí mi seguridad, no sé en qué escuela dejé mis certezas, no sé cuál de los apodos me anuló, o de las cosas que pospuse cuáles serían las más importantes, no he averiguado todavía en cuál de mis montones de escritos se conservó mi mejor idea, pero siempre tengo la sensación de que simplemente lo mejor está por venir. Debe ser por eso que me encanta el futuro y no celebro con toda emoción los cumpleaños, estoy absolutamente seguro de que la mejor celebración está por llegar. Al igual que en el siguiente capítulo...

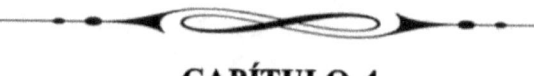

CAPÍTULO 4

Comenzando Por La Mitad (Con Ritalín)

ENTONCES, lo que yo temía comenzaba a suceder. Y la solitaria tarea de seguir escribiendo se convirtió en un drama. Solo, frente al monitor, mostraba el tamaño de desorganización que se acumulaba en las partes perdidas de los capítulos. Algunas ideas fueron anotadas en un cuaderno que llevo en mi coche, deteniéndome en cualquier sitio para anotar cada pensamiento "brillante" que tengo mientras conduzco, otros guardados en muchas carpetas separadas en archivos en el ordenador. Se convirtió en un rompecabezas de mil piezas, como si empezara por el final y terminara por el principio. Era casi imposible sentarse y encontrar dónde estaría cada parte de la secuencia.

Pronto me encontré con un tedio inexplicable, ya no tenía esa determinación y ni siquiera la certeza de lo que estaba haciendo. La voluntad desapareció, dando vida al sentimiento de fracaso. Estaba dominado por el desánimo, viendo nacer ideas en menor proporción. Incierto, pensé en abandonar un proyecto más, haría otras cosas.

Sin embargo, al darme cuenta de que estaba cayendo en las mismas trampas del trastorno, empecé a luchar contra la duda de mi capacidad. Intenté recordar todas las razones por las que no me sentía un fracasado. Comencé a concentrarme en las grandes hazañas que había realizado y a recordar los cumplidos que había recibido. Incluso luchando con todo esto, parecía más fuerte que yo mismo. Y, con la certeza de ser más bien un sueño abortado o inacabado, permanecí desconectado de todo.

Tres semanas después del capítulo anterior volví a escribir

No hay lugar más apropiado para describir el comienzo de mi **DDA** que este, garabateando con una pluma azul, detrás de la forma de este largo curso de extensión en educación física. Primero, por la falta de identificación de la clase con lo que estoy buscando hoy. Segundo, por mucho que yo naciera con esta disfunción, manifestándome en muchos momentos de mi vida, sería precisamente en un aula, como ésta, donde todo comenzaría a ser evidente.

Después de una larga semana diseñando lo que cargaría consigo para que pudiese acelerar los interminables minutos del curso, **DEMINCO** pensó que podría ser desde una almohada para ablandar las eternas y duras sillas de madera hasta un auricular de radio para llenar el silencio funerario del aula. Finalmente, había decidido traer un solo cuaderno. Además de ser útil para escribir el contenido del libro, sería una opción más de distracción. Mi amigo **DDA** siempre olvida cosas metódicas, tal vez, por eso, es que este capítulo se perdió parcialmente en páginas sueltas como las de la clase de ética.

Pasando este texto escrito a mano por completo a la computadora, volvía a darse cuenta de los fuertes rasgos disléxicos. Es como si él tuviera prisa por poner por escrito todas sus ideas, a la misma velocidad que sus pensamientos, por eso terminando atropellando todo.

DEMINCO todavía me dice que, mientras creaba este texto, se asustó mucho cuando recibió la lista de asistencia en sus manos. Su agitación era tal que, en su propia firma, no puso la letra I completamente, sino que la sustituyó por solo dos puntos.

Narrando la dislexia en esta misma hoja, escribió: "La incomodidad de la dislexia me provoca un **CEIRTO** (vean cómo escribió CIERTO) nerviosismo. Me pareció satisfactorio **MANENTER** (mantener, otro error)". Dejamos dos errores resaltados para compartir con ustedes una agonía más.

Me pidió con cierta vergüenza que mantuviera en secreto sus juegos de palabras. No sabía exactamente si era por dislexia o algún tipo de demencia.

Hoy en día *psique* es la palabra más vista y estudiada y, aunque se leía casi a diario, siempre tenía dudas sobre cómo se escribía. Al igual que hasta hoy mi amigo **DDA** no está seguro de si es un exagerado con **Z** o **X**, aunque siempre ha escuchado que lo es.

Mi amigo **DDA** se tomó un breve descanso de escribir tratando de prestar atención al caballero que estaba a cargo de la clase. Y por mucho que tratara de mantener su manía de no ofender a nadie, esta vez sería en vano. Miraba al maestro como si estuviera hablando en silencio.

Pidiendo permiso amablemente, **DEMINCO** salió del aula con una pastilla de *Ritalín* en el bolsillo derecho y compra un pequeño vaso de agua en la propia cantina del campo. Decidiendo, por ambos, tomar una píldora para disfrazar lo que realmente somos durante casi cuatro horas.

Volviendo a la habitación en cortos pasos hacia la silla, poco a poco sentí a MARCUS dominando mi **DDA**, cancelando tanta emoción por un desafortunado momento de volverse "normal".

Aproximadamente veinte minutos después, y ya bien instalado, pude ver que todo giraba más lentamente. Era extraño, pero ya no tenía tanta prisa, la gente parecía estar en una sintonía diferente. Pronto el mundo entero desapareció a mí alrededor. A partir de ahora podría escribir fácilmente todo el contenido que el profesor colocó cuidadosamente en el pizarrón.

Aproveché la presencia de **Rita** (*Ritalín*, como se mencionó anteriormente) para seguir escribiendo. Era como si todo a mi alrededor fuera incoloro, solo yo, la misma pluma azul y aquel formulario existiesen. Apenas podía notar el rasguño de mi reloj que estaba en la misma muñeca que sostenía tranquilamente el cuaderno.

La concentración era tal que, solo cuando decidí cambiar la posición en la que me encontraba por mucho tiempo, sentí calambres en ambas piernas.

¿Estuve así de quieto? Por un minuto mi amigo **DDA** me recuerda que no estoy tan tranquilo como me revelaba en aquel momento. Entonces, sabiendo que estoy realmente agobiado y consciente de que estoy bajo el efecto de la medicina, pasé a probar su eficacia.

Decidí deliberadamente tratar de desviar mi atención. Dejé caer el bolígrafo con un golpe del dedo índice derecho y busqué por todas partes, buscando algo diferente, una mujer hermosa o un atuendo colorido. Me detengo por unos segundos para oír al simpático profesor hablar de Freud. Pero nada me atraía más en ese momento que esa hoja de papel garabateada con letras indefinidas.

Miro el pequeño reloj sobre la pizarra. Según mis cálculos, todavía tendría unas dos horas y media de concentración absoluta, tiempo para describir el comienzo de mi infancia.

LA INFANCIA

No sé si resumiré mi infancia porque tenía prisa por ser adulto o porque perdí parte de esas notas.

Tocando la campana en la casa de Próspero, la semana pasada, escuché su voz desde lejos. Aunque no sabía quién era, me decía que la puerta estaba entreabierta. Para calmarlo, le dije quién era yo.

Con los ruidos de mis pies caminando por la habitación en ese mismo piso con largas maderas intercaladas en un tono claro y oscuro, mi amigo **DDA** recordó cuántas bromas fueron vistas en ese techo distante que siempre me había impresionado por ser tan alto.

Estaba mi abuelo sentado leyendo un libro que no recuerdo el título. En la mesa, a su lado, había un maletín, un teléfono inalámbrico y el periódico de la época todavía dispersos.

Después de interrumpir la lectura, colocó cuidadosamente el marcador en la página donde se había detenido, se quitó las gafas y me saludó felizmente con la sorpresa de la visita.

Era cierto que hacía tiempo que debía esta visita, y que podía verla más a menudo de lo que la veo.

No es que no tenga tiempo, sí, pero tengo un torbellino en mi cabeza que no me permite parar casi nunca para escuchar a nadie, pero a veces lo hago por mi propia voluntad, soy intenso y completo.

Sin olvidar alardear de que también había sido atleta, siguió repitiendo sobre su fase de remo, y los tipos de equipo de levantamiento de pesas que se utilizaba en ese momento. Y conociendo de memoria las partes de esas historias que contaba, siempre noté una novedad en un detalle olvidado que me encantaba con cada cuento.

Escuché con cariño los once cantos de aquel pájaro que salía de la casa de madera del viejo reloj cucú adosado a la pared, que mi abuelo se empeñó en decir que lo había comprado muy barato, en la antigua tienda Mesbla.

A nuestro lado, en la esquina derecha antes de la entrada de la cocina, me siento en la misma mecedora frente al televisor. En la misma posición en la que vimos los partidos de la Copa del Mundo, siento que mi **DDA** cierra los ojos con mucha fuerza.

La oscuridad en mi retina me recuerda a la habitación oscura al final del pasillo donde dormíamos en esa casa grande en Matatú de Brotas. De una familia de clase media y mis padres recién casados, compartimos esa casa con mis abuelos.

Cuando tenía casi tres años, recuerdo perfectamente el fuerte viento que entraba por la ventana del *chevette* verde de mi padre, mientras rodeábamos el dique de Tororó. Yo, solo en el asiento trasero, vi a mi abuelo delante de mí, en el asiento del copiloto, hablando en un tono más alto con mi padre, que conducía muy agitado. Sentí que algo diferente estaba sucediendo. Estas sensaciones marcaron el 23 de agosto de 1979, el día del nacimiento de mi hermano. Me marcó tanto porque sentí que compartiríamos el centro de atención, o ya preveía, desde entonces, nuestros futuros malentendidos.

Dicen que después de las apelaciones comunes de los padres con hijos celosos: "él es más joven que tú, y necesitas ayudar a mamá a cuidarlo", hay cambios en el comportamiento de los niños. He llegado a creer eso. En los días más fríos, yo espontáneamente iba a su cuna y lo cubría cuidadosamente de pies a cabeza, incluso olvidándome de dejarle espacio para respirar. Yo ya era un **DDA**, exagerado e insensato.

Todavía llevo en la cara una pequeña marca, en el lado derecho, adquirida en la casa de mis abuelos. Observaba con admiración a mi padre llevando en sus manos un vaso de agua, un viejo aparato con la navaja aún enrollada y una especie de escoba que el mostraba cómo hacer muchas espumas. Recuerdo el pequeño espejo frente a su rostro, el suelo rojo oscuro y un blanco descolorido, la puerta de madera, cubierta de pintura amarilla al óleo y sangre saliendo a cántaros después de mi frustrado intento de afeitarme. Desde ese día sentí la necesidad de afeitarme también y, por increíble que parezca, me encanta esa cicatriz.

Es cierto que haber descubierto hoy en día en mi vida al **DDA** me hace más **DDA**. Estaba muy eufórico y mucho más agitado. Por miedo y cuidado de molestarme aún más, mi madre empezó a filtrar mucha información sobre mi infancia. Todavía tenía miedo de que el desorden fuera una especie de creación mía. Entonces, todos los rasgos que pudieran aumentar mi certeza, ella los comenzó a filtrar, contando con naturalidad.

Pero Nane (uno de mis primos) dice que no fue tan natural para mí morderle la espalda. Todos se habían ido esa tarde, excepto mi madre, con la difícil tarea de cuidar de los tres primos y seguir supervisando a mi hermano recién nacido.

Con el suelo en un fuerte tono rojo, rodeado por la pequeña pared blanca con vigas laterales, compartíamos los mismos juguetes en ese balcón, en la zona exterior de la casa.

Recuerdo los coches esparcidos por el suelo y los gritos de mi primo llorando. Mi madre me dijo que solo vino a ver a mi hermano en la cuna, y de pronto lo ataqué. Nane dice que fue sin razón. Y mi tía Virginia tampoco entendió cuando llegó tarde del trabajo y aun así encontró el enrojecimiento junto a la marca de mis dientes afilados.

Entre los muchos juguetes que tenía, sin duda, tenía más afecto por la motocicleta que le dábamos cuerda y ella seguía sola, el fuerte Apache lleno de indios y todos los *Playmobils* y sus accesorios: cascos, armas, escudos, etc.

Mis padres me dicen que mi concentración era tal que, mientras creaba historias con los muñecos, construyendo casitas, gasolineras y hospitales, era común que pasaran por la puerta de la habitación y me escucharan decir algo a un amigo imaginario al que yo mismo llamaba Delso. Dicen que permaneció presente durante unos años en mi infancia y que yo creía tanto en él que a menudo le pedía que agarrara un objeto lejano. Sé que también es normal para esa creación infantil, pero Delso podría convertirse en mi amigo **DDA** luego.

Con nuestra salida de la casa de mis abuelos paternos, mudándonos a donde vivimos hasta hoy, nuestra reunión familiar estaba preestablecida los domingos y todavía nos reuníamos todos los días festivos como São João, la Copa del Mundo y Navidad.

LOS DOMINGOS

Vuelvo al presente con la voz fuerte de mi abuelo diciéndome que hay refrescos en la nevera... Continuamos conversando. Aun meciéndome en la silla, me reí con sus bromas morbosas sobre su muerte. Me dice que tiene un hermoso lugar donde será enterrado, que muchos de sus amigos se han ido y que todos lo están esperando. Aunque siempre dice que no vivirá hasta el próximo carnaval, me levanto de la silla riendo, porque ha estado diciendo eso por lo menos durante diez años.

Abriendo una lata de Coca-Cola en la cocina, vería ese fregadero. ¡Ah, si tan solo pudiera retroceder en el tiempo! Cada dulce sonrisa de mi abuela Doly recibiéndonos allí, cada domingo, la correspondería con más cariño.

Por lo general, cuando llegamos, ella aún estaba ocupada lavando los platos o preparando algo más para el almuerzo. Mi abuelo seguramente estaría nadando en Porto da Barra, disfrutando de las encantadores mulatas. Mi hermano, mis padres y yo, como siempre, éramos los primeros en llegar.

Estábamos viendo el gran premio de Fórmula 1, esperando al resto de la familia.

No estoy seguro de quién llevaba la pelota, pero recuerdo los árboles de açai y pitanga. El color de la arcilla mojada en el patio trasero, donde luchamos en verdaderas batallas de fútbol.

Las vigas se improvisaban en madera, el suelo se desregulaba por una fosa que siempre se atascaba e irritaba a mi abuelo. Aun así, era el lugar perfecto para nuestros honorables combates.

Los equipos estaban desigualmente divididos: Paulinho, mi primo mayor, jugaba solo contra Adriano, Nane y yo. Probablemente por su edad y tamaño físico. Y por mucho que odie admitir que él era el mejor, yo era sin duda el más evidente y el que más vibraba con cada gol. El juego solo terminaba por dos razones: cuando una de las tías peleaba, gritando por la ventana después de la hora del almuerzo o si el balón, por algún descuido, caía en el patio trasero del "terrible" vecino Abas, malhumorado, que no dudó en perforar el balón, devolviendo pinchado.

Solo después de que todos ya habían almorzado, subíamos a comer aún llenos de arcilla.

Tengo que admitir que no me gustaban mucho los frijoles en esa época, pero me di cuenta de cómo mi tía Vera preparaba un plato diferente para mi primo Adriano. ¡La farofinha de sabiá!

La farofa de sabiá solo es las carnes de feijoada bien desmenuzadas, regadas por el caldo de frijoles y cubiertas con mucha harina. Pronto mi madre tuvo que aprender esa técnica.

Bien concentrado aquí en la cocina, todavía puedo oler la farofinha que comíamos, instalando castillos piramidales con la palma de mi mano. El plato iba acompañado de una sola dosis de Coca-Cola, servida en ese mismo vaso de vidrio azul y siempre insistiendo mi abuelo en comer un trozo de mermelada de guayaba después del almuerzo.

En uno de estos muchos domingos felices, no podía dejar de mencionar una imagen que aún conservo hoy de mi difunta abuela. No recuerdo exactamente por qué, pero todos ya habían regresado a sus casas, excepto yo, Juninho (mi hermano) y mis padres. Recuerdo claramente a mi abuela sentada frente al televisor, haciendo dos cosas al mismo tiempo que yo amaba. Rezaba con el rosario en sus manos y veía el programa de Silvio Santos.

SAN JUAN

Todavía en la cocina y con el refresco en las manos, escuchaba a mi abuelo preguntarme si había lavado la boca de la lata antes de beberla. Le decía que si, incluso sin haberlo hecho.

Sentado en la mesa a su lado, reviso algunas revistas de Playboy que recibe mensualmente. Pero al mirar aquel patio trasero, a través de las ventanas de las enormes ventanas frente a mí, recuerdo todo ese humo y olor a pólvora de cada fiesta de São João en aquella casa.

Las coloridas banderas esparcidas por toda la casa, la abundante mesa con varios tipos de comidas típicas, esos pequeños sorbos que permitieron a los niños degustar también el licor de jenipapo hecho por mi abuelo después de meses de infusión. Me encantaba toda esa emoción, desde los sustos de los estallidos de bombas por todas partes, hasta la expectativa de ver cómo se eleva cada globo cuidadosamente preparado por mi tío Augusto.

Solo una cosa me entristecería en aquellos días: si dentro de la caja de fuegos de uno de mis primos hubiese una bomba con un número más potente que el mío.

Volvíamos a casa tarde en la noche, todos sucios, con olor a humo y con los oídos aún tapados por tanto ruido.

Todas estas fiestas eran en casa de mis abuelos paternos, nada más justo que antes de cada reunión, visitamos a mi abuela Celia. Mi Galla, como yo la llamo. En aquellos días, ya abría la puerta apretando mis mejillas y dando una especie de beso con olor, repitiendo siempre cuánto más y más me parecía a Fabio Júnior. Y crean: en aquella época me gustaba (risas).

Al entrar en la esquina derecha, mi bisabuela, aún viva, estaba inmediatamente visible, sentada, con sus largos vestidos de botones y sus redondeadas gafas beige. Tenía un olor agradable a talco y la apariencia permanente de los que habían salido del baño. Sin olvidar nunca su inseparable radiecito de pilas, pegado a sus grandes orejas.

Mi abuela Celia se separó de su marido, mi abuelo Fernando, el padre de mi madre, hace mucho tiempo ya. Tuve poco contacto con mi abuelo materno y no era tan joven como para darme cuenta de que era una persona complicada. Aunque era generoso con sus nietos, siempre se equivocaba en sus intentos de reconectarse con mi madre. Vivía en un submundo de juegos y bebidas que con el tiempo se llevarían su salud.

Fernando, también era el nombre de mi otro tío que, junto con Mario, compartía las dos habitaciones de ese apartamento.

¡**PARÉ**! Siento que el efecto del *Ritalín* está disminuyendo. Tengo la impresión de que es difícil de entender, así que allá vamos...

Vivían mis dos tíos: Mario y Fernando, mi abuela Celia y mi bisabuela. ¿Mejor así?

Nunca nos hubiéramos imaginado que detrás de tantos chistes contados por mi tío Dinho (Fernando), y detrás de su aparente satisfacción con tan poco, se podía ocultar una terrible depresión. Fue triste, luego, ser testigo de sus inexplicables desesperaciones por la enfermedad que dominaba su cuerpo poco después del nacimiento de su hermosa hija.

Sin embargo, mi inteligencia emocional sigue presente, recordándome que estamos hablando de fiestas, así que, más adelante, volveré a este drama, si no lo olvido.

Todavía en casa de la abuela Celia: tal vez porque no tenía hijos en ese momento, mi hermano y yo estábamos inquietos esperando a que nuestros primos se conocieran. Allí, todos mostrarían con orgullo su caja de fuego y el inolvidable disfraz de la caipira. Nos encantaba esa ropa: la blusa a cuadros, el sombrero de paja, los pantalones cosidos con estampados de colores. Sin olvidar el improvisado maquillaje de barba y bigote, rasgados como carbón, después de calentar un corcho de alguna bebida.

Sin embargo, si supiera que mi mayor herencia genética estaba presente allí, dentro de ese pequeño apartamento con alfombra verde, en el Engenho Velho de Brotas, tal vez no tendría tanta prisa por irme, y no me sentiría culpable hasta hoy por no comer tantos quesos tipo reino como los que mi abuela "Galla" cortaba cariñosamente de forma cuadrada.

PAUSA

Me detuve aquí porque estaba consciente de que los efectos positivos de la medicina ya no estaban funcionando.

Dos Días Después En Casa, Volví A Escribir

Con el radio sonando un CD de *Ludwig Van Beethoven* y bajo el efecto mágico del remedio, apenas me percato de que mis papás pasaron a mi lado. Marlene, mi querida empleada, ofreciéndome café y diciéndome que alguien había llamado. Todavía noto lo sudoroso que estoy en este cálido rincón de la habitación, pero nada me aleja de este párrafo, ni siquiera la triste noticia en el periódico de la muerte del Papa o el defecto de este monitor que, molesto, parpadea en una brújula de ruidosos chasquidos, con los lados de su lienzo cerrados por la mitad.

Hágase justicia al *Clorhidrato de Metilfenidato,* sin importar cuánto perdí el apetito y parte de mi agitación, mis ideas se mantuvieron vivas. Era más fácil de estructurar, tenía más paciencia para terminar mi pensamiento sin desviarme de él. Por primera vez en mi vida pude detenerme, reflexionar, analizar y, como Kafka, buscar obsesivamente la palabra exacta dentro de cada línea.

NAVIDAD

El pájaro sale de la casa de madera doce veces en el reloj cucú. Quitando la vista del patio y cerrando la revista Playboy, que ni siquiera he mirado, vuelvo de mis sueños. Allí estaba yo, frente a Próspero y con esa lata de refresco que aún no se la había bebido toda.

En ese momento, mi amigo **DDA** me aconseja sabiamente que me dé cuenta de lo útil que sería la visita y escribir sobre nuestra infancia. **DEMINCO**, entonces, me hace notar el pelo blanco de mi abuelo y me fija en una raya de color rojo en su camisa. Rápidamente asocio el cabello de algodón y la ropa roja que usa con Santa Claus y cierro los ojos de nuevo, estoy dentro de esa casa observando otra Navidad.

Sin duda, mi día favorito. No solo por todos los regalos que recibiría, sino también por el indescriptible sentimiento de esa tensa espera e incluso un cierto temor a Santa Claus.

Yo era el último de los primos, en saber la verdadera historia del viejo, todos mis colegas ya la conocían, excepto yo. ¿Y cómo podría haber sabido si alguna vez me hubiera encontrado cara a cara con él?

Cada familia llegaba con su representante llevando una gran bolsa llena de regalos. Después de los saludos, las largas conversaciones rutinarias y las discusiones pacíficas sobre política. Alguien finalmente tuvo la brillante idea de comenzar el intercambio.

Todo el mundo recibía algunos regalos, incluso aquellos que se presentaban en las fiestas sin decírselo nunca, porque recibían una caja de chocolate Garoto.

Es cierto que, después de haber recibido todos los regalos, me molestaba con algunos adultos que no entendían qué los niños detestan la ropa.

Pronto, la fiesta se volvió menos divertida. Juninho, mis primos y yo nos sentamos apáticos en la antesala, si puedo llamar así a una habitación en medio del pasillo. Para ser más precisos, la misma habitación que mis padres y yo compartimos hasta los tres años de edad.

La Navidad se hizo más adulta. E incluso la conversación ya en un tono más alto no sería suficiente para desviar nuestro deseo de volver a casa. Queríamos dormir rápidamente y saber la sorpresa que se escondía bajo nuestras camas.

Entonces, cada uno de los muchachos, muy molesto, se apresuraba a ir a ver a sus padres.

Era maravillosa cada una de esas mañanas en que nos despertamos abrumados con todos los lazos y coloridas cintas que envolvían los regalos. Después de romper el envoltorio y disfrutar de la alegría de cada recuerdo, entramos en la cocina para ver lo que el viejo había degustado de nuestra mesa. Solo después de esta secuencia, llamaríamos a nuestros primos con la sana disputa de saber quién había recibido la cosa más increíble.

Aprecio la complicidad de mi madre por haber creído en la noche en que vi a Santa Claus abriendo la ventana de mi habitación. Y también por su tristeza al contarme la verdadera historia.

COPA DEL MUNDO

Aún miraba la huella en la camisa de mi abuelo cuando el asistente de enfermería entró en la habitación con un plato de estofado. Mi abuelo me lo ofreció. Sin aceptar, me disculpo diciéndole que ya había concertado un almuerzo con un amigo. Realmente no quería molestarlo.

Viéndolo pinchar un trozo de calabaza, esperando a que la comida se enfriara, viajaba a esos platos llenos de cacahuetes cocidos, todavía humeando por la habitación y todos angustiados frente a la televisión en ese inolvidable Brasil contra Francia, 1986.

Con aprensión, rompimos las cáscaras una por una en la punta de los dientes, pasando, en un gesto mecánico a la palma de la mano, sudoroso y helado con tanto nerviosismo, e inconscientemente elegía cuál de los dedos temblorosos arrancaría cada grano de cacahuete, sin parpadear los ojos en cada lanzamiento. Los más tranquilos trataron de relajarse, creando una especie de tarta, asociando la cantidad de cacahuate dentro de cada cáscara con la posible goleada de Brasil.

Pero la esperanza se fue, junto con el penal fallado por Zico, y con mi tío Augusto que, silenciosamente, salía escondido fuera de la sala para llorar solo en el mismo patio donde soltaba sus globos.

Cuatro años más tarde, en 1990, intentaríamos por última vez reunir a la familia en la cocina. Todos estábamos allí, con parientes, amigos y mucha superstición. Nuestra casa de playa adornada con banderas verdes y amarillas, el televisor al máximo volumen sobre una mesita, bajo el quiosco, en el lugar que mi padre creía que daba suerte. Incluso con todos los que llevaban la camiseta de la selección, habiendo cambiado el lugar que vimos antes y el ritual de cacahuete a palomitas de maíz, nada podría ser peor que perder contra Argentina.

Lo siento, pero no tengo buenos recuerdos de esos días, al menos no entre mis familiares. Las dos copas del mundo que vi a Brasil convertirse en campeón del mundo de fútbol, no estábamos juntos. Por superstición o no, aunque ame a mi familia, prefiero que no nos encontremos en esas ocasiones.

LOS VERANEOS

Me despido dejando a mi abuelo todavía aún y me voy con la sensación de haber estado totalmente presente con él. El auxiliar me acompaña hasta la puerta, la cual, cerrándose a mi espalda, veía el balcón, la puerta, el muro y la certeza de que había recogido buenos recuerdos para el libro.

En el camino de regreso, seguí pensando en mi infancia. Con el eterno sentimiento de haber olvidado algo, que no sabía exactamente qué era, seguí hablando con mi **DDA**, que me dijo:

- ¿Por qué esta impresión? Siempre olvidarás algo. Estuve de acuerdo.

- Incluso si lo haces todo un día, seguirás llevando esta duda, tómatelo con calma, sabemos que es parte del desorden.

Tenía razón, y continuó:

- Yo soy la agonía que vive en ti, que te hace soñar, crear y creer. Pero esta vez tenemos que terminar algo, y este algo es el libro. Respiremos hondo y pensemos juntos, estamos hablando de tu infancia. Solapas, fragmentos, lo que tu memoria logra. ¿Verdad?

- Sí, claro que sí.

No podía estar en desacuerdo con mi propia sombra, con el **DDA** que domina mi cuerpo. Siento que él también necesitaba mi otra parte, el MARCUS (mi 10% sin **DDA**) que dice:

- Soy tu sentido común, tu equilibrio y lo que lucha contra tus renuncias, lo que te hace terminar algunas obligaciones. Al principio, no creía realmente en el libro, pero confieso que me estoy involucrando.

Mi **DDA** responde:

- Eso es exactamente lo que no me gusta de ti, el pesimismo, la falta de sueños, la incredulidad. **DEMINCO** sigue proponiendo un pacto:

- Ya que te gusta lo que estamos creando, es la parte de mi Yo que todavía me hace volver de las fugas, diciéndome que tengo que terminar el libro, ¿puedes en las horas de mi desánimo levantarme?

MARCUS dice:

- Lo intentaré. Tú eres la mayoría de mi cuerpo y muchas veces no escuchas a mis cargas. Es difícil hacer que se detenga o que te muestre el camino correcto. Pero lo intentaré.

DEMINCO sigue explicando:

- Soy intenso, pero sé que aún tengo un 10% tuyo. Si lo aceptamos, podríamos juntos en eso. MARCUS está de acuerdo, diciendo:

- De acuerdo. Ya que soy la parte más pequeña de ambos, también necesito tu fuerza. Podría haber pocas consecuencias, ¿de acuerdo?

- De acuerdo.

Y mi monólogo continúa:

- Ahora, presta atención a la dirección. Ponte el cinturón de seguridad y deja de correr tanto.

- Hago lo que me pides mientras sigas mi instinto.

- Trata de no ser tan extremista ahora, ¿quieres?

- Haz el camino más largo hasta su casa. Los caminos cortos no siempre son los más fructíferos. En la distancia, encontramos lo inesperado y sabes que odio lo predecible.

- ¿Para qué quieres esto?

- Pronto lo sabrás, confía en mí.

Después de todo, no era reacio a ponerme el cinturón de seguridad y solo voy a 60 km por hora.

Desvié la ruta y al pasar por el lugar propuesto por mi amigo invisible, seguí sus instintos.

- Abrir la ventana, ver el sol, el mar y sentir este viento húmedo en nuestra cara. ¿Este sentimiento de libertad te recuerda algo de nuestra infancia?

- ¿La isla de Itaparica?

- Sí, nuestras vacaciones de fin de año...

Entonces, por miedo a no recordarlo más tarde, detuve el auto y comencé a escribir a toda prisa.

Mis cabellos quebrados y blancos quemados por el fuerte sol de dos meses acampado en la orilla de Barra do Gil, ya muy cerca de Penha. A pesar de toda la confusión de planchas, lonas y posiciones, mis padres y tíos siempre se las arreglaron para montar esas enormes tiendas de campaña de dos dormitorios, en el espacio más limpio y nivelado de la arena.

Una pequeña estufa de dos fuegos con mini gas, una linterna y un bote fueron suficientes para ser inolvidables. Las necesidades hechas en el monte, los dientes cepillados en el agua salada del mar, los platos pulidos con arena húmeda de la playa. Todo era pequeño en vista de la sensación de libertad que uno tenía.

Nos despertábamos todos los días con los primeros rayos del sol penetrando en la tienda con la brisa de la mañana. Fue una delicia. No importaba cuán temprano nos despertáramos, mi tío Augusto estaba en la tienda de al lado con cebo, anzuelos, nylon y el otro equipo de pesca, listo para ir en bote.

Después de un café rápido con pan, huevos y leche con Nescau calentado, todos nos vestiríamos con tangas consultando la tabla de mareas y a qué hora íbamos a pescar. Dos cosas serían siempre las mismas: mi hermano, mis primos y yo llevaríamos todos los chalecos salvavidas de color naranja, y mi tía Vera se quedaría desesperada en la arena, mirando a través de un binocular cada uno de los diferentes movimientos del barco.

En alta mar, llegando a los lugares escogidos y ya muy lejos de la playa, se apagó el motor del barco.

Después de anclar, esperamos a que mi primo hiciera toda su escena. Guto era el único de sus primos que podía descender a bucear, haciendo caza submarina. Entonces ahí levantaríamos las cuerdas.

También llevábamos una especie de bolsa de paja en la que poníamos el pescado. Mi padre y mi tío siempre apostaron lo mismo: bebería el primer sorbo de la lata de cachaça Pitu, quien pescara el primer pez. Aunque el sol freía nuestros cerebros, y el movimiento del barco, sacudido por las pequeñas olas de un lado a otro, nos dejaba con ganas de vomitar, era divertida cada vuelta, cargada de pescados y mucha historia.

Volviendo al coche frente al mar, dejé de escribir y decidí bajar a comprar agua mineral. Sentado a la agradable sombra de un pequeño árbol en la esquina del carril de bicicletas, empecé a verme perdido buscando el final del océano. En un gesto mecánico, desenrosco la tapa de la botella y en el primer sorbo vuelvo a otra época del verano.

Qué diferente era el sabor del agua fría del filtro de cerámica rojo en la cocina de la abuela Celia.

Hoy, según recuerdo, no puedo entender cómo tantas personas se alojaban en esa pequeña casa de dos habitaciones.

Las frágiles puertas de madera, pintadas de azul claro, estaban siempre abiertas, refrescando la habitación amortiguada con un suelo de hormigón liso y lleno de arena que trajimos pegado a nuestros pies desde la Playa del Duro, en Mar Grande.

En las sillas reclinables donde tomamos al sol, nos sentamos frente a un televisor que veíamos muy poco. Y desde ese mismo ángulo, a través de una cortina divisoria, era posible ver las filas de la puerta del baño, esperando el "baño de gato".

El baño de gato era una especie de limpieza rápida con un pequeño panel y nuestra merecida recompensa después de llenar el inmenso barril del baño, llevando cubos llenos de agua de la fuente.

A la derecha de la casa, estaba la tienda de comestibles de Rosalvo, allí compramos aquel refresco diferente, con sabor a fresa, en una botella de cerveza Tubaína

En el lado opuesto, vimos la ladera de paralelepípedo por la que seguíamos hasta el cementerio para ver quiénes eran los más valientes. En este sendero, además de los muchos perros que ladraban en una carrera imparable acompañando a cada vehículo nuevo que entraba a la calle, estaba la venta de la Sra. María, que hacía las mejores galletas de goma que jamás había comido.

Más lejos, frente a la iglesia, había una plaza donde caminábamos todas las noches bajo los ojos enojados de los nativos. Creo que estaban peleando porque creían que los vacacionistas, además de ser ricos, coquetearían con sus hijas. Creo que se equivocaron con el dinero, mientras que tenían sus razones con las chicas.

Guto (el mismo que buceaba) y Claudinho, mis dos primos mayores, pasaban las tardes lavando el viejo Marajó de mi tío Augusto. Era el precio de un paseo en coche por la noche.

Aunque no sabían aparcar y por eso siempre dejaban el coche fuera del camino, los dos tuvieron mucho éxito con las chicas. Mientras que yo y mis otros primos éramos aprendices, porque, además de ser muy jóvenes, nos avergonzaba la vigilancia de nuestras madres.

Además de estos paseos limitados y las deliciosas pizzas con Tubaína en el comedor junto a la plaza, compartimos esas noches de pesca. Íbamos al puente por la noche, cada uno llevaba su jereré (una especie de artefacto para pescar cangrejos).

Todo era divertido en esa época, incluso en los días en que nos despertábamos temprano por el zumbido de algún adulto que decidió comprar pescado fresco. Valía la pena ir juntos a comer una deliciosa avena de maíz y canela, mientras que poco a poco veíamos llegar las lanchas venidas de Salvador.

LOS ACCIDENTES

Aún había pocas personas caminando a lo largo de la costa, algunos surfistas en el agua y seis personas más jugando voleibol en la arena. Viendo que se acercaba una nube gris y pesada, veo las 1:30 p.m., en la muñeca del policía a mi lado. Muy hambriento, vuelvo al coche incluso antes de las primeras gotas de lluvia.

Al encender el limpiaparabrisas, me siento un poco incómodo cuando recuerdo que había olvidado la botella de agua en el suelo de la pista de bicicletas. Pronto, llego al estacionamiento donde guardo el auto, detrás de la entrada principal desde donde vivo. Con la lluvia ya muy fuerte, cierro las puertas y salgo corriendo para abrir la puerta de acceso a mí edificio.

En un derrape, saltando ligeramente sobre los charcos de barro que se estaban formando, recordé las muchas caídas y accidentes. No pudo haber sido diferente en la infancia de un **DDA**.

De ese niño en lágrimas, con yeso en un brazo, acompañado de su madre indignada, de pie frente a mi casa, no recuerdo. Pero recuerdo las telarañas debajo de la vieja lavandería amarilla que había en el rincón de la cocina, donde fui castigado durante más de media hora por haber empujado a su hijo por encima de una pared de más de dos metros de altura.

O la alegría visible de mi abuelo Fernando ese día, solo por contratar a un fotógrafo para hacer un cartel para mí y mi hermano en el sofá de la casa de mi otro abuelo. Incluso en esa vieja cámara, donde el *flash* todavía estaba separado, la foto hubiera estado genial si no hubiera hecho una de las mías. Mientras todos me buscaban, yo estaba, con las tijeras de mi abuela, escondido detrás de la puerta del dormitorio, cortando todo mi flequillo de mi escurrido cabello, haciendo un enorme agujero en mi cabeza.

Me ahorraré el día en que mi padre se encontró con mi hermosa sonrisa de pupú. Aunque la psicología explica que esto ocurre normalmente, en una cierta etapa en la que el niño todavía ve las heces como parte de él (cuerpo) saliendo y quiere volver a colocarlas, no es un recuerdo muy agradable.

También estuvo aquel día en que la Sra. Cleide, enojada, le gritaba a mi madre que me encadenara. Diciéndome que un chico como yo debería ser criado atado. Sucedió que ella no había encontrado la piedra que su hijo Pedro me había pegado antes de que todo comenzara…

Después de mi fuerte grito por el arañazo que la piedra había hecho en mi brazo, todos se voltearon para abofetearme. Entonces dejé de llorar y esperé a que todos me olvidaran. Un momento después, la Sra. Cleide y mi madre, convencidos de que me habían engañado, ya hablaban con despreocupación. Mientras Peter jugaba en silencio en la pequeña plaza frente a mi casa, lentamente me acerqué a él bajándome los pantalones y, sin perder una sola gota, le arrojé un fuerte chorro de orina en la cabeza.

Tal vez la Sra. Cleide tenía razón y sería genial que me encadenaran. Al menos entonces no habría sufrido tanto por tener que "reconstruir" mi boca, después de haber llevado cuatro puntos...

Una caída con todo y mi barbilla en el suelo del mismo balcón de donde mordí a mi primo Nane. Ahí estaban mis dientes afilados, y esta vez casi atravesando mi propio labio inferior. La sangre fluía mientras me llevaban al hospital más cercano. Debo haber sufrido tanto ese día que no recuerdo haber sido cosido.

Mi madre todavía se siente incómoda informándome que después de que dejamos el ambulatorio, en el taxi de regreso a casa, los puntos de sutura comenzaron a abrirse. Tuvimos que apresurarnos a volver a la sala de emergencias, donde era "recosido" sin anestesia nuevamente.

No puedo dejar de hablar de mi infancia y de mis accidentes sin mencionar a mi antiguo vecino Marconi...

Hechas de papel amasado dentro de los calcetines, los balones eran cualquier cosa menos redondas. Las vigas de mi dormitorio y mi cocina eran las arquerías, y todo el campo era el pequeño pasillo de mi casa.

Marconi era mucho mayor y tenía una altura enorme. Realmente no debo haber ganado muchos de sus partidos, pero aun así le agradezco que me haya enseñado, aunque sea sin querer, que no me gusta perder. Me cabreaba tanto con cada gol que, incluso hoy, cuando pierdo en algo, recuerdo la cara desagradable que ponía.

Éramos amigos y siempre estábamos juntos haciendo algo. Esa enorme laguna cerca de nuestra residencia, en ciertas épocas del año, atraía a multitudes de mosquitos y teníamos una forma diferente de exterminarlas. Incluso con las ventanas cerradas, no había manera. Al atardecer, los mosquitos estaban dentro de nuestros apartamentos. Fue justo cuando estábamos tomando medidas.

Con una caja de fósforos en la mano, los matábamos a todos hasta que se acababan los palillos. Sin hacer ruido, nos acercábamos con el fuego ya encendido y quemábamos uno por uno. Era gracioso, porque cuantos más gordos estaban, más fuerte era el sonido del chasquido. Era increíble cómo se tostaban y clavadas en la pared.

Sin embargo, un día, había visto muchos de ellos en la maceta, en el estante. Con la táctica habitual, llegué en silencio con el fósforo en las manos. Pero me asusté más cuando me acerqué todo se incendió rápidamente. Además de matar a todos los mosquitos y quemar el techo de la habitación, todos salieron corriendo, con vasos de agua, apagando el fuego de vasito a vasito, empapando toda la alfombra de la habitación.

Más tarde, en lugar de mosquitos, ya estaba persiguiendo lagartijas. Después de perseguir a uno de ellas y tenerlo rodeado entre las rocas, apreté con fuerza el fondo de la botella de plástico que contenía alcohol, derramándolo hacia él. Cuando rasgué el fósforo, me di cuenta de que el alcohol había caído hacia mi pie izquierdo que, junto con el animal, también se incendió.

Debo admitir que le tuve miedo a la oscuridad hasta los doce años. Además de dormir siempre con la luz encendida, era común despertarme aterrorizado en medio de la noche y buscar protección en la habitación de mis padres. Con la almohada en las manos y sin hacer un solo ruido, me quedé estático en la puerta, esperando que se movieran de tal manera para que quedara un pequeño espacio para mí entre ellos.

De hecho, siempre odié tener una hora exacta para dormir. Después de todo, ¿cómo podría alguien saber cuándo tendría sueño? Recuerdo el día en que me vi obligado a ir a la cama después de descubrir que no era prudente acostarme inmediatamente después de golpearme la cabeza. ¿Qué es lo que hice? Golpeé la pared y salí de la habitación fingiendo haberme lastimado la frente. Al menos entonces me quedé unos minutos más despierto.

A lo largo de mi infancia hubo muchos bromas, confusiones y malentendidos y tal vez todavía recuerde muchos de ellos, si no estuviera entrando en mi edificio todo mojado por la lluvia.

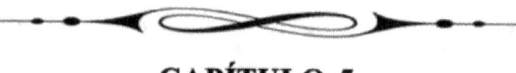

CAPÍTULO 5

En Las Escuelas de la Vida (Sin Ritalín)

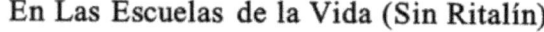

CAMBIO la música de la radio cuando escribo. Pasé a escuchar *Mozart*, escuchando la cuadragésima sinfonía, el primer movimiento. Nunca imaginé que me gustara la música clásica, es raro, pero todo ese ruido en la cabeza me mantiene tranquilo, como si las sinfonías entraran en sintonía con la velocidad de mis pensamientos.

Sin *Ritalín*, veo que los pensamientos surgen con mucha prisa. Inmediatamente siento un deseo eufórico de empezar.

Ya sentado y tratando de escribir a máquina, me doy cuenta de que las ideas aún no han sido definidas de ninguna manera. Los pequeños ruidos empiezan a desviar mi atención. Me siento fácilmente atraído por otras cosas que no son el libro. Me pierdo de escribir pensando en mi primer coche "completo" que saqué ayer del concesionario y me desvío, aún más, fascinado por la invención de ese aire acondicionado que había en él.

Muy agitado, sin poder ordenar la escritura, sigo pensando en el futuro, creando ahora mismo la introducción de una próxima obra. En ella me veo en una ventana, dentro de una habitación de hotel en São Paulo, el día del lanzamiento del libro, que aún no he terminado.

Sin ninguna secuencia, recuerdo hace dos días cuando me fui a encontrar con un par de amigos que viven en los Estados Unidos. Sentado en la mesa de un bar, me presentaron a un discapacitado que me cautivó con su alegría y normalidad, aunque tuviese sus dramas ocultos. ¿Quién no los tiene?

Deteniéndome un momento, tratando de analizarme sin la medicina, me doy cuenta de lo precipitado, futurista y desorganizado que sigo siendo. Imaginándome ya en la introducción de un próximo libro, volviendo a ser como antes y haciendo todo al mismo tiempo. Sigo aquí escribiendo, conversando con amigos online y revisando mis *emails*.

¡La inexplicable pasión por las exclamaciones sigue viva! Y este cambio incontrolable de tema... Sí, ¿qué tendría que ver realmente con salir con aquel par de amigos, el aire acondicionado de mi coche nuevo o todo lo que escribí con las escuelas?

La verdad es que no estoy seguro por dónde debería empezar. También decidí escribir sin **Rita**, porque fue precisamente con la emoción que me robó que pasé por toda mi vida escolar.

Aunque sé que la vida es la más grande de todas las escuelas, viví intensamente en cada una de las escuelas de la vida. No inmerso propiamente dicho en la dedicación a los estudios, sino con los colegas, profesores, conserjes y los que tuvieron la suerte o azar de compartir una simple escuela conmigo.

* * *

Entre los muchos sueños observados a través de las ventanas de algunas aulas y de todos mis sueños, una cosa siempre me intrigó en mi infancia: ¿De quién fue la terrible idea de crear la escuela?

¿Por qué inventaron un lugar al que ir todos los días? ¿Quiénes fue el ocioso? Y siempre tenía las mismas respuestas.

Solo pudo haber sido alguien más viejo, de más edad, quien inventó algo a lo que ya era inmune. Ciertamente, un viejo sádico y detallista, que diseñó cuidadosamente su proyecto: "Voy a crear algo que les ocupará durante mucho tiempo, aprenderán muchas cosas sin lógica y aun así se verán forzados a usar un uniforme, el cual odiarán, incluso si cambian de escuela. Los profesores no siempre serán los mismos, serán sustituidos cada año. Por lo tanto, si tienes la suerte de simpatizar con uno de ellos, probablemente odiarás al siguiente. Por miedo también de que creen lazos con algunos compañeros, implementaré varias instituciones con diferentes precios y metodologías, porque tendrán mayor posibilidad de separarse más tarde por razones ideológicas. Y así pasarán buena parte de sus vidas allí, como prisioneros. Los padres siempre estarán evaluando a sus hijos cada año, en mayor o menor medida según sus calificaciones. Sí, seguirán siendo evaluados periódicamente. Y para aquellos que dicen que son más inteligentes, pensando en omitir las notas rojas, crearé la boleta de calificaciones".

Cuando salí de mi casa, irritado por los uniformes y el peso de la mochila, me di cuenta de la cantidad de escuelas nuevas que había en cada esquina. Y pensaba: "cómo este viejo sádico y calculador había planeado todo tan bien y después se enriqueció, vendiendo esta creación en el camino por todo el mundo".

Aunque los **DDA** sean dueños de increíbles inventos, afirmo con convicción que el creador de esta locura jamás fue un **DDA**.

* * *

Si el primer día de escuela es un drama en la vida de cualquier niño, imagínese en la cabeza de un pequeño y asustado **DDA**, en ese pequeño mundo de exageración. Calcule su sufrimiento dejando el calor del hogar y la protección de los padres por primera vez, entrando en un lugar extraño y aterrador, con reglas y obligaciones.

Aunque casi todos los niños reaccionan por igual, tal vez no sea difícil para el educador darse cuenta de que entre tantos niños sea el afortunado de tener un **DDA**. Siempre mire al que llora más fuerte y dramático de todos, ese tendrá un gran potencial.

Sabiendo que el trastorno por déficit de atención puede venir con hiperactividad o no, es un error que los educadores dediquen más atención a los niños más agitados, traviesos y desobedientes. También deberían dedicar más atención a los más tranquilos en la parte de atrás de la sala, y si la habitación tiene ventanas, mire a los que se sientan a su lado, es que al **DDA** le encanta mirar a las nubes.

Gritos de llanto y una fuerte patada en la espinilla de la maestra del jardín de infancia. Así es como mi madre me dejó por primera vez en un salón.

Todos estábamos sentados en el suelo y una pequeña puerta de madera cerró el aula. Papeles, tijeras, objetos para encajar, pegamento y mucho color. Recuerdo a todos saliendo de la habitación, en fila para lavarse las palmas de las manos con una manguera, todas ellas embadurnadas con mucha pintura.

Aunque hoy mi madre no me cree, sabía que me esperaba todas las tardes, escondida, hasta la hora de volver a casa, en un banquito, justo al lado de la dirección. Y me tranquilizaba saber que estaría cerca. Creo que ella permanecía allí con la intención de que me fuera acostumbrando poco a poco. Aun así, no sería suficiente y nunca aceptaría estar preso, perdiéndome de los mejores juegos en el parque o los juegos de pelota en la placita frente a mi casa.

Más tarde llegó la detestable tarea, comenzando los tormentos diarios con esas preguntas de rutina:

- Marquitos, ¿hiciste las tareas?

Las tareas siempre se hacían a última hora y, muchas veces, se terminaban en la escuela misma.

Entonces recibí las primeras advertencias sobre la mala conducta y presentación de material incompleto. Las quejas se escribían a menudo en una especie de cuaderno, que debía ser devuelto al día siguiente con la firma de uno de mis representantes. Así se aseguraban de que mis padres estuvieran al tanto.

A pesar de los dictados, donde copiamos cuidadosamente cada palabra dicha por la "tía" y las complicadas tablas matemáticas, nada podría superar ese libro marrón que detestaba, que era la caligrafía. Todavía recuerdo con precisión algunas de esas perfectas letras redondeadas resaltadas en todas las páginas. Nos vimos obligados a copiarlas. Siempre me cuestioné a mí mismo desentendido:

- ¿Era el libro de Dios? ¿Quién más podría ser el dueño de esas letras tan importantes que debíamos repetir?

Aunque fui una gran estudiante hasta el cuarto grado y nadie me había explicado nada sobre el trastorno por déficit de atención o la dislexia, un día, descubrí por mi cuenta que realmente era diferente...

Viviendo en una especie de complejo residencial, donde aún hoy vivo, los bloques están casi pegados entre sí, divididos solo por una pared.

Además de vecinos de ventanas, Gabriela y yo éramos compañeros en la misma escuela. Siempre estábamos juntos, a veces en juegos, a veces en tareas. Así que no era difícil enamorarme por primera vez.

Con un hermoso y suave cabello de flecos y algunas costras en la nariz, todavía recuerdo el brillo de esos ojos verdes en mi memoria.

Hice todo lo que pude para impresionar a Gaby. Un día, mientras estudiábamos en mi casa, a la hora de la merienda, me comí una barra entera de pan. No me pregunten por qué, pero creí que llamaría mucho la atención.

Sus padres no nacieron aquí, en Salvador, si mal no recuerdo, venían del sur. Su padre, trabajaba en una reconocida empresa de *snacks*, y siempre traía algunas bolsas de nuestras favoritas "*pingos de ouro*", que compartíamos con otros compañeros en la merienda.

Compartía con ella mucho más que los deliciosos bocadillos. Compartimos el primer afecto, la pasión inofensiva y también la noción del instinto. El primer amor nació, puro, verdadero e ingenuo. Todavía no sabía de qué manera la quería: como novia, hermana o colega. Tampoco sabía lo que era eso, solo que siempre la quería tener cerca. Era algo muy grande, volviéndose el sentimiento indefinido. Ese fuerte sentimiento de que me gustaba tanto alguien me hizo sentir poderoso e intangible.

Caminaba por las calles creyendo que nadie a mí alrededor sería capaz de llevar en su corazón el tamaño de amor que yo tenía. Empecé a creer que sería un ángel. Y solo podía estar iluminado, su tamaño era indescriptible. Nadie sentiría algo así, ¡estaba seguro!

Un día, abrumado por este sentimiento de poder y con la certeza de la anormalidad, llegué a la escuela radiante. Cuando entré, vi a mis compañeros saltando por las escaleras. Saltaban los escalones de dos en dos.

Por primera vez en mi vida, sentí que, un poder, esa luz y presencia indomable de mi amigo invisible, mi **DDA**, había nacido allí en esa escalera. Con el corazón vibrando de tanto amor, paso al lado de todos mis compañeros, dejando que un instinto mágico me lleve al último escalón (era como si no fuera yo). Simplemente me sentía flotando hasta la parte más alta, donde entré en aquella habitación vacía.

Algo surgió en mí sin saber de dónde, un impulso mágico. Rápidamente abro las cerraduras de las ventanas y, desde arriba, veo a los otros chicos jugando. De repente, al poner mi primer pie en la esquina de la ventana, dejé que una voz gritara desde dentro de mí:

–SOY UN ÁNGEL Y PUEDO VOLAR...

Llevando la sensación real de que volaría, salto desde una pequeña altura de más de tres metros, aplastándome contra el suelo y torciéndome el tobillo derecho por primera vez.

Muchos conocidos todavía bromean conmigo al respecto. La verdad es que nadie había estado seguro de ser algo tan grande. Y, a partir de ese momento, nunca dejé de creer que estaba realmente iluminado.

Sin olvidar que también me encantó haberme puesto el yeso y como durante una semana entera no pude bajar a jugar a la pelota, me quedaba poniendo el pie derecho en la ventana, mostrándoselo con orgullo a Gabriela.

* * *

En quinto grado, todavía reservado y tímido, me sentía muy incómodo con mi aspecto. Llevaba gafas graduadas y el cabello lamido de lado, peinado por mi madre. ¿Saben cómo es?

Me quedaba escondido, viendo a los más guapos teniendo mayor éxito con las chicas y ser los más hablados de toda la escuela. Créanme, no me entristeció y no me disminuía. Ya pensaba mucho en el futuro y sabía exactamente que mi día llegaría.

Aun así, reservado y relativamente bien portado, ese fue mi primer año perdido. Recuerdo que, el día del resultado, me fui a dormir a la casa de una tía, creyendo que pospondría el sermón que recibiría.

También confieso que no fue una experiencia agradable perder un año. Y por muy triste que sea retrasarme a mis compañeros, el mayor sufrimiento, sin duda, sería el de decepcionar a mis padres.

* * *

Al año siguiente, me pusieron en una escuela más rigurosa. Una institución tradicional, de enseñanza rígida y dirigida por cuatro sacerdotes. Estaba mi amigo **DDA**, pagando por todos sus pecados en el Liceo Salesiano del Salvador.

¡Demonios! Cuán difícil eran las reglas, el promedio de siete y todavía asistir a la iglesia dos veces a la semana. No es que no me guste orar, pero quedarme allí callado, repitiendo oraciones y cantos religiosos sin una sola risa, fue un sufrimiento.

Sufrimiento que disminuía cada vez que veía a la pequeña colegiala Ise con los primeros pechos entre las niñas de la clase. Llamaba la atención de todos los demás chicos y yo, todavía muy tímido con las chicas, solo estaba en lo mío. Aunque miraba, miraba.

La escuela tenía una piscina semiolímpica con clases de natación, lo que me hizo feliz y triste al mismo tiempo. Feliz, cuando no tenía a ninguna de las chicas viéndome, solo así nadaba. Triste, cuando algunos aparecían por sorpresa y yo no hacía las clases avergonzado de estar frente a ellas, con ese cuerpo "ridículo".

A lo largo del año, poco a poco, me fui familiarizando con el fondo del salón, con los retrasos intencionados, con las clases extra cátedras, e iba descubriendo cómo podía ser más aceptado en los grupos.

Aunque estaba entre los más simpáticos y era el payaso de la clase, todavía no era suficiente para incluirme en el equipo de sala del torneo de fútbol. Eso me entristeció mucho y decidí hacer algo al respecto.

Me dolió ese diminuto apodo de "gordito" y todas las críticas que recibí cuando quería estar en la línea de juego. Lo único que me quedaba era la posición no deseada de portero, así que no la disputaría, porque si no la aceptaba, no me dejarían jugar. Sin embargo, mi amigo invisible seguía creyendo en mí y sabía lo bien que jugaba. Junto a mi **DDA**, se me ocurrió un plan.

Organicé un equipo por mi cuenta. Creé un equipo, bautizado por mí mismo como "Ratón de playa". También dibujé en camisas estándar, el dibujo de un ratón cargando una tabla de surf.

Pronto, chicos de otras clases, cuando se enteraron y vieron todo tan bien hecho, empezaron a pedir unirse al grupo. No solo los dejé entrar, sino que también elegí a los mejores.

Fue un acontecimiento muy importante, un torneo que conmemoraba el centenario de Don Bosco. No sé si fueron los 100 años de su muerte o algo así, porque tampoco recuerdo quién era Don Bosco. Ciertamente, con el nombre de Don Bosco, tenía que ser sacerdote y, por recibir tal homenaje, un clérigo importante para la escuela. Tal vez incluso era el mismo creador de la institución y yo no lo sabía.

Lo que yo sabía era que ese enorme gimnasio cubierto se llenaba en cada partido de fútbol. Todos en las gradas laterales gritando el nombre de mi equipo, incluyendo a Ise y sus pechos rebotadores.

Ganamos todos los partidos. Sin duda, la victoria más sabrosa fue sobre el equipo de mi propia aula. Bien hecho. ¿Quién los mandó a excluirme?

Qué esfuerzo tan avanzado haber ganado mi primera medalla de oro, haber sido el campeón, el entrenador y dueño del equipo, sería de lejos el favorito entre las chicas. Ellas siempre estaban interesadas en los de séptimo u octavo grado, por los precoces y problemáticos. Pensé en superarme.

En esa misma escuela, me perdí el día de hacer un examen porque me pillaron en el supermercado de enfrente, llevando goma de mascar oculta tipo *Babaloo*. Llenando mi ropa interior con bolsas de chicles, dejé la sección de dulces de ese mercado, pensando que lo había hecho todo bien.

Ya sentía la luz del sol entrando por la puerta de salida en mi cara y dibujé las primeras sonrisas para Chico, un colega que me estaba esperando afuera. De repente, la palma de una mano firme en el pecho me retenía. Había un enorme guardia de seguridad, con uniforme azul claro y sombrero negro que hacía su cara aún más aterradora. Con voz gruesa, me preguntó directamente dónde estaba lo que había robé. Sí, ese fue el término que usó: robo. Sintiéndome como un verdadero criminal, aterrorizado, llorando, mentí:

- Un pillo me obligo con un cuchillo a robar *chicles*.

El guardia de seguridad, riendo a carcajadas, respondió de una manera que no dejaba salida y, además, no olvidaría:

- ¡Ellos no roban *chicles*, muchacho! Ellos roban *blondor* con agua oxigenada para pintarse el cabello.

Hoy no estoy seguro de quién había sido el más patético. Yo, queriendo promocionarme entre mis colegas, distribuyéndoles *chicles* a todos, Chico que corrió, dejándome solo o el guardia de seguridad que, después de la tonta respuesta, fue capaz de humillarme amenazando durante horas con llamar a mis padres.

Faltando a la fecha de la prueba, solicité una segunda, que tampoco fue hecha, porque simplemente había olvidado la nueva fecha.

Tuve que justificar las dos ausencias ante el Padre Euzebio, el peor de los "verdugos".

Delante de él, en el cómodo sillón de cuero de su salón, no sabía qué excusa dar. Consciente de su posición religiosa, dejé que mi amigo **DDA** creara una historia.

Intencionalmente, me conmovió un hecho reciente que me había causado mucho sufrimiento: la muerte de mi abuelo

Fernando. Con esta emoción interiorizada, cambié el semblante en ese momento delante de él y también el día de la muerte de mi abuelo a hace una semana.

- ¿Sabe, padre Euzebio? El día del primer examen acompañaba a mi madre al hospital. Y la segunda vez fue justo el día del funeral de mi querido abuelo, era un drama, padre, no se imagina, no tenía cabeza para nada.

Le conmovió la emocionante historia contada y, aunque "rematé" a mi abuelo, hizo un tercer llamado.

¿Alguna vez has conocido a alguien que haya hecho un tercer llamado para una prueba? Un año largo, y aunque he pasado por muchas recuperaciones, la pasé. Y aprendí muchas enseñanzas en esa escuela rígida.

De ahora en adelante, miraría a las chicas de las clases más atrasadas. También aprendí a nadar mariposa, a engañar a un sacerdote y casi aceptado en los grupos. Ah, no me enteré de Don Bosco, pero no me sentiré culpable ni avergonzado por ello. Nadie me explicó nada sobre el trastorno por déficit de atención tampoco.

* * *

Llegué con más firmeza al sexto grado y aunque hoy hablo de mis tácticas como trucos premeditados, todo fue involuntario. Había aprendido algunos trucos sobre cómo sería más fácilmente aceptado entre mis colegas. Ya sabía cómo beber una botella entera de cerveza con pajilla, mareándome rápido. Sabía cómo participar en torneos de fútbol, si no me llamaban. Me di cuenta de que a las chicas les gustaban más los problemáticos y, sobre todo, aprendí a teñirme el pelo.

Ese era el nombre que el imbécil guardia de seguridad había dicho: *blondor* y agua oxigenada. Luego, por primera vez, me pinté el pelo. Y, por increíble que parezca, fue realmente genial.

Ese pasó a ser mi nuevo estilo. Rubio, surfista y con la piel bronceada para la gran exposición al sol, me acerqué aún más a ser apreciado.

Siempre sentado en el fondo, estaba cerca de los peores estudiantes y hubiera sido el más problemático del grupo, si no fuera por ese sucio patinador, apodado "piernas largas" y su maldito pelo largo.

La impresión que tengo es que siempre estaba atrasado. Cuando tenía el pelo oscuro, la moda era de color, cuando tenía el pelo teñido, la moda era la del patinador.

Aún insatisfecho con mi apariencia, apareció la primera chica de la clase interesada en mí, Bianca. Comunicado por todas sus amigas sobre su interés por mí, por increíble que parezca, y por mi mayor desgracia, todas ellas eran más hermosas que la propia Bianca. Recuerdo bien esa carita, sin gracia, al frente de la sala, mirándome durante las interminables clases, con ternura y duda. Era como si me preguntara todo el tiempo si la aceptaría o no.

Con el pelo encrespado y una boca absurdamente grande, era fea hasta doler, pero yo estaba muy feliz, después de todo, era el principio, al menos, alguna chica se había fijado en mí. Sin atraerme en lo absoluto, realmente pensé en aceptar. Primero, con ella, perfeccionaría mis inexpertos besos. Segundo, nunca he sabido como rechazar a alguien. ¿Cómo podría decirle que no?

Pasé horas preguntándome cómo se sentiría ella siendo rechazada. Ciertamente, estaría triste, se sentiría fea y aun así me odiaría por ello.

¡Demonios! Pero, ¿por qué Ise no pensaba así en el quinto grado?

Sin recordar la verdadera razón que nos había alejado, terminé sin tener nada con Bia. Estuvo bien.

Ese año la moda era la música mezclada, todas las fiestas estaban repletas de remixes. Como si hoy fuera un estilo disco con arreglos electrónicos.

Empecé a grabar cintas para mis colegas que contenían muchas de las mejores canciones del género, dándome el apodo de DJ (*disc-jockey*, profesionales que dirigen el sonido de las fiestas). No era el apodo perfecto, pero era mejor que gordito.

Solía cobrar por cada una de estas grabaciones y mis colegas, para comprarlas, empezaron a ahorrar el dinero de la merienda. De una forma u otra, todos terminaron pagando, excepto André, más conocido como *Piolhex*.

Como él me lo había pedido, grabé su cassette con las mejores canciones de entonces. Ingenuamente se lo entregué antes de que me pagara. ¿Pero cómo podría confiar en un tipo con el apodo de *Piolhex*?

Tenía un pelo muy extraño, parecido a una peluca enorme, donde muchos decían haber visto algunos piojos.

Afortunadamente, *Piolhex* escuchaba su cinta todos los días en los *walkmans* modernos de la época, siempre poniendo excusas poco convincentes sobre mi dinero. No esperaba lo que vendría, por cierto, yo tampoco...

La profesora de ciencias pidió a todos que arrastraran sus sillas para formar un gran círculo en el aula y en el centro colocar aquel soporte, el proyector. La clase fluía normalmente con sus explicaciones de cada una de esas interminables diapositivas, hasta que volví a sentir esa inquietud que vive dentro de mí. Levantándome rápidamente de la silla, saliendo furioso hacia ese muchacho y su peluca. Él, sentado al lado de la maestra Sandra, se asustó al escuchar a mi amigo **DDA**:

- Ya no tienes que pagarme. ¡Toma esto!

Y le di un puñetazo en la mitad de la cabeza que, con el impacto, su cabeza golpeó contra la pared.

Lo recuerdo con las manos en la nuca, retorciéndose de dolor y con una expresión de miedo e incomprensión.

Inmediatamente, alguien salió corriendo a buscar hielo. La maestra, perpleja, aterrorizada, no tuvo el valor de echarme del aula.

Ese mismo año también recibí dos suspensiones: una porque la propia directora me pilló escapando de la clase detrás de una pequeña tienda de campaña cerca de la escuela, jugando dominó y bebiendo cerveza. La segunda suspensión fue aún peor. Además de no poder poner un pie en la escuela durante una semana entera, tuve que volver de la suspensión, acompañado por mi representante.

Esta vez había recogido cientos de hormigas gigantescas en el césped frente a mi casa, colocándolas dentro de un envase de mayonesa. Después de dejarlas un día entero sin comer, imaginando que se volverían más violentas. Al día siguiente, noté que muchas habían muerto. No me desanimé, imaginé que sobrevivían las más duras y fuertes, las cuales soltaría en medio de la clase, de aquellas aburridas diapositivas.

Escenario perfecto, todos enfocados en la materia y las luces apagadas. Nadie vería al autor de la hazaña.

Después del final de la larga presentación, en el momento en que se encendieron las luces, todos estaban aterrorizados con la cantidad de hormigas enormes que caminaban de un lado a otro.

Incluso sin la certeza de quién habría sido el autor, no era difícil de imaginar. Nuevamente fui llamado, a donde ya conocía el camino con los ojos cerrados, la dirección. Allí vi el chantaje de esa insoportable mujer.

Odiaba aquella ceremonia. Incluso antes del veredicto esperado, estuvimos en la antesala, esperando ansiosamente a que la Directora pudiera finalmente pronunciar su sermón. Y nunca me ofrecieron una sola taza de café.

Delante de la Señora de Tal, no sé quién es, apenas me acomodé, ella abrió de par en par sus ojos intimidantes:

- MARCUS, ¿fuiste tú?

Aunque me gusta crear historias y hacer arte, soy un terrible mentiroso. Necesito sentir algo para hacer una verdadera mentira, como, por ejemplo, la de la muerte de mi abuelo. Ese día, sintiendo que no estaba siendo tomado por la emoción y sin la presencia de mi amigo **DDA**, tímidamente, contesté:

- ¡Esta vez, no! Ahora todo lo que pasa por aquí, ¿todo el mundo piensa que fui yo?

Fue increíble cómo pudo abrir tantos los ojos y no parpadear ni un instante. Y siguió amenazando:

- Si no asumes la culpa, toda la clase será suspendida por ello.

Esta sería sin duda la manera más fácil de convencer a un **DDA**. No importa cuán impulsados seamos, nunca dañaríamos a otras personas por ello.

Asumiendo ser el único responsable, también observé, en esa misma sala, el ridículo papel de la directorcita, pegando con cinta, uno de los insectos muertos en el libro de ocurrencia de la escuela. Pagaría por ver si esa hormiga permanecía atrapada allí.

En ese momento, ella ya tenía relajadas sus pupilas y, mientras rellenaba mi suspensión, pensaba: ¿ser castigado por unas hormiguitas? Si lo hubiera previsto, hubiera liberado algo mucho más grande, un ratón o una cucaracha.

No haber estado allí durante siete días no fue tan difícil, pero fue vergonzoso ir a la escuela con mi madre.

Me pregunto de nuevo dónde estaría ese viejo sádico que inventó la escuela. Ciertamente, ya estaría muerto, bien hecho. Pero antes de morir, ¿habría inventado también los cursos de inglés?

Además de las clases de la mañana, continué mi curso de inglés por la tarde durante tres días a la semana. Al principio me gustaba estudiar otro idioma, me encantaba mostrarme cantando las canciones extranjeras que aprendía. Posteriormente, este marketing personal se hizo insignificante ante el sufrimiento de asistir a estas clases.

Llevando ese clasificador azul claro con las iniciales resaltadas en negro **EBEC** (Escuela Bahiana de Expansión

Cultural), salía de casa después del almuerzo, aún con los pantalones de la escuela que nunca tenía el ánimo de quitarme, ya que se iba con mucha prisa.

Tan pronto como la digestión del almuerzo se hacía, iba seguidamente al autobús, recibiendo el brillo del fuerte sol de la 1:30 en mi cara. Con frecuencia, tenía fuertes dolores de cabeza en aquel corto trayecto hasta el curso. En el camino, pasamos rápidamente por la orilla y, viendo el mar, era posible conocer las condiciones para la práctica del surf. Cada vez que veía una ola rompiendo, desde el interior del autobús era como si viniera hacia mí. Me imaginé en el agua de tal manera que, varias veces, gesticulaba brazos y piernas en lugares públicos, como si estuviera realizando alguna maniobra sobre la tabla.

Para salir de esa rutina, dejé mi tabla en la casa de un amigo. E incluso si saliera de casa tan arreglado como de costumbre, debajo de mis pantalones tendría unos shorts. Así nadie sospecharía nada, y empecé a surfear todos los lunes, miércoles y viernes. Aunque saliera a la misma hora del curso y tomaba el sol más fuerte en la cara, ya no tenía dolores de cabeza. En esa época, no solo perdí el año escolar, sino que también reprobé el curso de inglés. Les garantizo, sin embargo, que surfeando estaba muy bien.

* * *

Interrumpo ahora el CD de *Mozart* y me detengo a tomar un café. Terminé calentándolo demasiado y mientras soplo tratando de enfriarlo, recuerdo ese increíble invento del aire acondicionado de mi coche nuevo. Y si estuviera aquí directo a la taza, el café se enfriaría rápidamente...

Lo siento de nuevo por el repentino cambio de tema, es incluso más fuerte que yo. Pero volvamos a las malditas escuelas y a esas sensacionales estrellas fugaces...

Después del cuarto grado, se hizo predecible que siempre estaría en las recuperaciones al final de cada año, solo bastaba saber cuántas y cuáles serían las asignaturas.

En tales períodos, casi siempre estaríamos en Abrantes, nuestra casa de playa. En una pequeña plaza cerca de la casa había un gran jardín rodeado de bancos. Y allí, en la posición en la que nos sentábamos todas las noches, no estoy seguro si por la geografía en sí, que no conozco con propiedad, explique, veíamos, sin duda alguna, uno de los cielos más estrellados que he visto nunca. Era común cada fin de año ver muchas estrellas fugaces allí.

Sabiendo la creencia de hacer una petición, cada vez que viera una, repetía el mismo deseo: ESTRELLA, ESTRELLA, QUIERO PASAR DE AÑO... Parecía áspero y era realmente tosco, pero realmente clamaba a los cielos eso como mi única petición a las estrellas. Confieso que lo repetí durante tantos años seguidos que se encarnó de tal manera que aún hoy, cuando tengo la suerte de ver una estrella fugaz, instintivamente sigo repitiendo esta misma petición. Incluso sin la misma necesidad.

* * *

Reprobado en sexto grado, mi madre aún no se rendía conmigo. Empezó a buscar una escuela con dependencia. Allí se me permitiría estudiar el año escolar normalmente y, al mismo tiempo, retomar las otras dos asignaturas que había perdido el año anterior.

Fue entonces cuando me inscribieron en una especie de escuela embrujada en el fin del mundo, Colegio Status. Aunque tenía ese nombre pomposo, era realmente muy malo. Entonces, diariamente, después de una hora entera en ese autobús abarrotado de las seis, llegaba a la Estación de Lapa, listo para regresar a casa. Es difícil describir la Estación de Lapa, es una especie de embotellamiento organizado. Hay muchos autobuses que llegan y salen en cualquier momento, muchos puntos cubiertos por largas filas de gente impaciente.

Cansado del largo viaje, todavía me irritaba la multitud de vendedores ambulantes que anunciaban sus productos en los oídos de los transeúntes. En ese momento, todavía no había tarjetas telefónicas, vendían cartillas que contenían diez fichas para llamadas. Y eran capaces de hacer un ruido ensordecedor al sacudirlos en sus manos.

Cada comienzo del año, creía que podría estudiar. Y en cada nueva escuela traté de ser diferente. El olor de las páginas del cuaderno aún virgen me traía la esperanza de que, esta vez, pudiera hacer todo bien. Al principio, me sentaba en las primeras sillas, escuchaba a los profesores explicar las asignaturas, tomaba notas sobre el contenido y no sacaba nada con mis compañeros del lado. En las semanas siguientes, ya era muy difícil controlar los impulsos. Pero todavía tenía la fuerza para mantener la calma, incluso con la incomodidad de mi **DDA** inquieto dentro de mí.

Poco a poco me fui dejando seducir por mi amigo de la **DDA**. Entraba en el aula y era casi imposible no sentirme atraído de estar sentado en el último pupitre, junto a las ventanas. Luego vinieron las primeras discusiones con Antonio, el arrogante profesor de matemáticas que, un día, perdiendo los estribos conmigo, le dijera a la clase gritando:

- Tendrán que elegir: o MARCUS deja esta clase o yo me voy.

Considerado desagradable por esto, fue reemplazado inmediatamente a petición de muchos colegas.

Yo pasaba clases enteras triturando trozos de tiza que, durante los recesos, eran colocados cuidadosamente encima de cada hélice del ventilador apagado. Al regreso del receso, cuando el profesor lo encendía, hacía un bonito humo blanco. Haciendo algunas divertidas esculturas en forma de flor, retorciendo esas mismas hélices al revés.

Muchos me querían, pocos me detestaban, era, sin duda, uno de los chicos de los que más se hablaba en todas las clases. Ya había besado a algunas chicas, e incluso las chicas de las clases más avanzadas me miraban de forma diferente.

Extremista, como un buen **DDA**, si por un lado era muy rebelde, también sabía cómo ser dulce, atento y amigo de todos. Que lo digan los conserjes. Me llenaban con grandes prosas durante mis huidas del aula. Muchas veces hablamos escondidos en el baño de la escuela durante clases enteras, sin mencionarme nunca, se convirtieron en mis cómplices.

Me sentí desde temprano cuando una persona me quería o no. Hoy, sabiendo un poco más sobre el trastorno, estoy casi seguro de ese don. Podría afirmar que en esa escuela, además de algunos chicos por rivalidad con las chicas, otras dos personas no me tenían estima: el profesor de matemáticas Antonio Uno y el portero Antonio Dos. El profesor de matemáticas tenía sus motivos, aunque yo podía refutarlos: fue reemplazado de mi aula por poner la decisión entre los alumnos, alegando que el aula sería demasiado pequeña para los dos. Incluso estuve de acuerdo, pero me sentí culpable de que hubiera pasado por esa humillación. Antonio Dos, el portero, no tenía ningún motivo, aparte de su eterno mal humor.

Diariamente cansado, de ese maratón en la Estación de Lapa, llegaba a la escuela a saludarlo con un caluroso buen día. Las pocas veces que fue correspondido, venía de forma fría, como si me estuviera saludando por obligación. No hay nada que no me guste más que no correspondan a mi educación. Comencé a pasar directo por la puerta y ya no miraba más su desagradable rostro. Entonces sería justamente este viejo malhumorado el que más tarde me entregaría al Director.

Asumo que odiaba las clases, pero, bien o mal, casi todas las mañanas, yo estaba allí. E incluso dos veces por semana, me quedaba hasta el turno de la tarde, para esas clases de dependencia. En aquellos días, siempre almorzaba en la casa de una tía que vivía cerca. Sería conveniente si no fuera por aquel peligroso y tenso paseo por la Plaza de la Piedad hasta el largo Dos de Julio. En ese mismo lugar, un colega ya había sido asaltado por unos pillos que deambulaban por ahí.

Aunque me gustaba cuando, por alguna razón, no tenía clases por la mañana, por la tarde me sentía como un verdadero idiota, cuando algún miembro de la dirección iba al aula, inventando una buena excusa para justificar las faltas de un profesor que no se presentaba. Comenzaba a pensar en mi mañana, sumando todo a lo que había enfrentado para presentarme allí. El abarrotado autobús de las seis, los vendedores ambulantes gritando: "¡Hola! ¡Cartilla de fichas! ¡Helado de a diez! ¡Ciiiigarro! Ciiiigarro!".

Recordaba mi apresurado almuerzo, el miedo a los pillos, la agonía del tráfico ruidoso y la multitud chocando entre sí en la calle en el centro de la ciudad. Había un verdadero desastre en mi cabeza, así que estaba molesto de no haber tenido esa clase.

Sin la presencia del profesor en una de esas tardes, la escuela estaba simplemente vacía. Mi amigo invisible me convence fácilmente de hacerlo. Oculto, entro en la coordinación, cojo una botella de alcohol y la llevo al cubo de la basura de mi aula.

Cuidando de cubrir la cesta con papeles encima para que nadie pudiera ver, salí de la habitación para comprar una caja de cerillos en el mismo puesto que bebía cerveza para asistir a las monótonas clases de educación artística. Mirando esa enorme pizarra, vuelvo a la habitación con mi amigo **DDA** ya bastante agitado. Siento que me agarra por el brazo salpicando alcohol por toda la pizarra. Inmediatamente, recuerdo mi pie quemado el día de la maldita lagartija, así que me mantuve alerta y revisé, antes de rasgar el cerillo, si el alcohol se había derramado sobre mí.

Fue un susto tremendo. Nunca me hubiera imaginado que el fuego se extendería tan rápido y, aterrorizado, dejé la habitación corriendo, olvidando el alcohol y los cerillos sobre la mesa.

Al día siguiente, me desperté sintiendo algo extraño. Sentí una incomodidad dentro de mí. No podía explicarlo, pero no me gustaban esos sentimientos. Era realmente mi intuición sobre algo que estaba por venir. Llegué a la escuela esa mañana siendo visto por Antonio Dos y, en el fondo, con esa mirada fría, pude leer su alma. Él lo sabía todo, estaba seguro de ello.

En la primera clase del día, la conserje Jô entra en la habitación con un trozo de papel en la mano y lo lee en voz alta:

Estudiante MARCUS **DEMINCO**, por favor, acompáñeme.

La clase ya no parecía sorprendida, después de todo un aviso con mi nombre no era algo tan anormal.

Jô era una de esas cómplices que me cubrían en las aulas. Una muy buena amiga mía, que me confiaba todo de su vida, incluyendo cosas íntimas como sus terribles peleas con su marido alcohólico.

Mientras bajaba las escaleras y los tres pisos hacia la dirección, ella me mantuvo al tanto de todo:

- Parece que esta vez te has pasado un poco, MARCUS. Antonio Dos le dijo al director que solo te había visto a ti dentro de la escuela antes del incidente.

Sin argumentos, traté de saber más:

- ¿Y cómo está ella?

Ella dibujó una sonrisa pálida diciendo:

- No está nada contenta, incluso tu madre ya lo sabe y debe estar viniendo.

Al darse cuenta de que las noticias sobre mi madre me habían dejado sin gracia, Jô todavía trata de distraerme:

- Pero, quién sabe, con tu estilo seguro no puedes evadir la suspensión por unos días.

Cuando finalmente llegué, vi a mi madre sentada frente a la directora que gritaba con rabia en sus ojos:

- Su hijo se comportó como un vándalo.

De pie junto a la puerta, pensé en qué era un vándalo. Y aunque no conocía el significado de esa palabra, por su manera de repetirla dos veces más, tenía la sensación de que era algo terrible, como un marginal o un pillo.

Esa idiota no creería si le dijera que no lo hice todo por malicia, de hecho, nadie podría creerlo, lo que yo ni siquiera podría explicar. Era como si hiciese cosas y apenas después viera el alcance de su daño. Solo en esos momentos "caían las fichas" sobre mi cabeza, haciendo ruido como aquellas de los vendedores ambulantes que vendían en la Estación Lapa. Entonces me di cuenta de cuánta mierda había hecho y pensé: una vez más decepcionaría a mis padres. Una vez más, se me advertiría, suspendería o expulsaría. ¿Por qué, Dios mío, por qué? ¿Por qué no me enteré del **DDA** antes, por qué?

En seguida escuché a la Directora en un buen tono:

- Su hijo es invitado a dejar la escuela.

También confieso en ese momento que no fui capaz de entender correctamente. En mi estúpida cabeza, a donde estoy invitado, voy si quiero.

Pero en las lágrimas de mi madre, entendí perfectamente lo que decían esas amables palabras.

¿Es práctica de la directora expulsar a alguien así? ¿Era un idiota o ella me estaba mandando a la mierda de forma gentil? ¿Invitándome a marcharme? Eso es maravilloso.

Salí de esa habitación llorando por dentro y, por el rabillo del ojo, vi la cara pálida de mi madre, sin poder hacer ningún tipo de ruido. Nada. Estaba blanca y muda. Incluso vi a Jô traerle un vaso de agua, antes de que casi se desmayara en ese pequeño sofá de la antesala.

Al ver a mi madre pasándola mal, mi cerebro lo procesa todo rápidamente: "Estaba así por las duras palabras de esa maldita directora. ¡Bien! Ya que me expulsaron, no me puede pasar nada peor".

Mi amigo **DDA** es poseído por una revuelta, regresa a la oficina de la Directora, abre la puerta de una sola patada y, antes de aceptar su invitación a salir, advierte:

- Mi madre lo está pasando mal, si le pasa algo, te mato, "Puta, perra o desgraciada". No recuerdo exactamente cuál de estos términos dije, o si dije los tres.

Insistí mucho en interrumpir mis estudios en ese momento. Odiaba estudiar. Realmente quería ir a agarrar las olas y hacer surf. Traté de convencer a mis padres de lo bueno que era, de que podía convertirme en un profesional y conseguir un buen patrocinador. Y en el futuro reanudaría mis estudios.

La proporción de mi enojo por no haber recibido ese apoyo es menor que la gratitud que tengo hoy por no haberlo permitido.

Era un **DDA** sin frenos, algo descontrolado y sin dirección. Incluso sin cumplir con las reglas y odiar normas y límites, necesitaba saber que existían de alguna manera.

Viendo a todo el mundo continuar sus estudios, pasaría el resto del año surfeando. Me sentía feliz y triste por las mañanas, cuando desde dentro del agua, sentado en mi tabla, todavía muy temprano, vi pasar los autobuses por la orilla, llenos de estudiantes con uniforme. ¿Por qué no estaba entre ellos?

Para reducir los sermones de rutina de mis padres, conseguí un trabajo en una tienda de surf. De esta manera, me quedaría dentro de ese mundo que se había vuelto mío. Sabría todo sobre noticias y competiciones.

Aunque este primer trabajo fue una gran experiencia, fue desagradable la primera orden que recibí...

Ese día, el dueño de la tienda me pidió, sin mucha educación, que quitara los tenis que se mostraban en la vitrina, y les colocara los cordones correctamente. Me sentí tan mal que nunca borré mi primera obediencia como empleado.

Así que, incluso con el poco dinero que recibí, financié una *bodyboard* totalmente nueva y también mi primer viaje a Itacaré, donde atraparía grandes olas y luego me convertiría en campeón de *bodyboard* en una competencia local, ganando mi segunda medalla de oro. Pero, ¿a quién le importaba, si no era un alumno brillante?

* * *

Sin extenderme más hablando sobre el surf, vuelvo a la escuela. A final de año, recurrimos a una "fábrica" o "industria", las famosas escuelas "PP": "pago y paso". Aun así, recordaba mucho a la directora hablando con mi madre, diciendo "Vándalo", pienso asustado:

- Esta nueva escuela estaría llena de ellos.

Preocupado por cómo sería esa "fábrica", le pregunto a un conocido que estudió allí:

- ¿Cómo debo comportarme? ¿Hay realmente muchos vándalos allí?

Sigo guardando su consejo:

- Relájate amigo, A nadie le importa nada, ni siquiera notarán si todo lo que pensaron o susurraron y nunca tuvieron el coraje de decir. Todavía así, yo era querido por muchos.

Hoy, conociendo la etimología de la palabra vándalo: una expresión derivada del latín *vandalus*. Se refiere al miembro de un pueblo germánico de bárbaros que, en la antigüedad, devastó el sur de Europa y el norte de África. Afirmo que podría incluso ser frecuente en algunos **DDA**, pero ni siquiera en aquellas institución habría tales "bárbaros devastadores". Además de no haber salido de Brasil, mucho menos devastado regiones enteras, recibir este noble título por una simple pizarra, sin ninguna gracia.

¿Sería yo el único vándalo entre todos los compañeros de todas las escuelas por las que pasé, o esa Directora sería más imbécil de lo que pensaba?

Aunque estudié allí durante casi dos años, no me extenderé más. Como no iba allí muy a menudo, no me traje muchas aventuras de aquel lugar. Pero recuerdo esa prueba preguntándome por qué Don Pedro no hizo algo, no sé exactamente qué.

Después de todo, yo había estudiado en una escuela donde todos hablaban a diario de un tal Don Bosco, y no sabía quién había sido. ¿Cómo podía saber por qué Don Pedro no había hecho una cosa?

Sin imaginarme quiénes serían esos "DONES", y con la prisa que tenía por terminar algunas pruebas, ahí iba mi respuesta corta: "La historia cuenta otras razones, pero la verdad es que tenía un tremendo dolor de cabeza".

Sin otras evaluaciones, donde estaba más dispuesto, creaba cuentos milagrosos y respuestas tan largas que, ciertamente, los maestros no se molestarían en leerlas.

* * *

No era realmente un estudiante ejemplar, siempre estaba entre los más mediocres del grupo. Sentado en la parte trasera de todas las aulas, pensando en todo al mismo tiempo, excepto en prestar atención en clase. Me encantaban los ensayos, era mi momento único, donde incluso sentado, dejaba la habitación flotando mientras escribía. Aunque las pruebas de escritura de ensayos viniesen siempre con una hoja de borrador anexa, vi a muchos colegas, a mi lado, pacientemente, haciendo todo el texto a lápiz, yo ya estaba agonizando con mis rápidos pensamientos. Siempre tenía prisa por no olvidar, escribiendo con bolígrafo, directamente sobre la prueba. Y si se repitieran esos temas habituales y predecibles, simplemente me perdería a cada instante, huyendo totalmente de los contextos.

Hoy me doy cuenta de lo fácil que es escribir, así como es demasiado fácil hablar. Apenas escribiendo y diciendo cosas sueltas, tontas o incrédulas, cualquier político o mediocre sabe cómo hacerlo. Es realmente difícil poner vida, verdad y sentimiento en los textos, creyendo en cada una de las palabras que escribes. Y así es exactamente como hice cada uno de esos ensayos, en los que muchos profesores rayaron con letras grandes y lápiz rojo: "*El alumno tiene grandes ideas, no puede estructurarlas*", recuerdo, al menos, cinco veces que mis disertaciones volvieron así, acompañadas de una nota terrible.

Viajé tanto en mis pensamientos que estaba seguro de que mis ideas eran las más brillantes de todas las redacciones de la sala.

Fui el líder de casi todas las clases por las que pasé, capaz de desafiar a los maestros más temidos. Yo era el payaso en las aulas, que podía relajar las clases más aburridas y la voz de mis compañeros tímidos, porque yo hablaba todo lo que ellos pensaban o susurraban y nunca tenían el valor de decir. A pesar de todo, fui amado por muchos. La Directora de una de estas muchas escuelas alguna vez me confió:

- Casi todos los profesores estaban preocupados, preguntándose si habías aprobado o si podían ayudarte...

En mi escuela secundaria, estancado, ayudé a mis compañeros que querían ir a la universidad, excepto a mí. Incluso podría hacer algo, si supiera exactamente lo que quería. Aun así, estudié Letras Inglesas hasta el tercer semestre y luego me retiré. Mientras cada compañero de clase se graduaba, yo continuaba inconforme. ¡Bueno! Supongo que nunca supe exactamente lo que quería, por cierto, todavía no lo sé hoy. Pero, si lo hiciera, sería obvio. Y la previsibilidad nunca fue parte de mi vida.

Muchos de mis colegas siguieron estudiando para satisfacer las expectativas de los demás. Otros han seguido al azar para no someterse a duras críticas sociales. Algunos, sin ideología, pero con prisa, probaron lo más fácil. Sin olvidar también a la minoría que realmente le gusta y se identifica con lo que hace. Y dentro de ellos, están los que llevan la esperanza de una gran realización profesional, mientras que otros aceptarán ser la prosperidad de los sueños de los demás. Normalmente un padre o una madre.

Y muchos de los que anhelan un futuro brillante, cuando lo hagan, pensarán erróneamente que son personas importantes o se engañarán a sí mismos creyendo que han logrado hechos concretos. Sin embargo, no aprendieron lecciones importantes porque se entretenían con los estudios, ausentándose de vivencias que no se enseñaban en escuelas o universidades: "Nunca eres algo o alguien. Siempre estás siendo". Los sabios no serán necesariamente doctores diplomados. Tampoco lo harán los *Bon Vivants*. Los sabios serán los maestros que acepten su eterno papel de aprendices, y los intelectuales que interpreten las infinitas enseñanzas de la vida.

Más tarde, teniendo una idea clara de los diferentes métodos de enseñanza que existen, me imaginé el sufrimiento que debe haber sido para un "pequeño **DDA**", como yo, estudiar en una escuela tradicional. Debido a que no hay escuelas especiales para **DDA**, si tengo un niño con trastorno por déficit de atención, elegiré una escuela constructivista. Por supuesto, "Y no soy, pero estoy siendo" (aquel m ismo aprendiz). ¿Cómo puede una enseñanza seguir siendo siempre tradicional? Sería negar la evolución de la especie y abstenerse de mejorar.

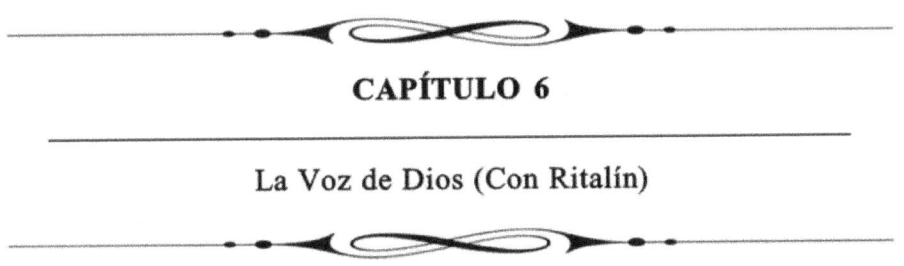

CAPÍTULO 6

La Voz de Dios (Con Ritalín)

LA CASA está vacía, así la prefiero para escribir. Todavía organizo algunas cosas antes de tomar medio vaso de agua con mi última tableta de *Ritalín*. Pensé que no respondería, pero no podía concentrarme con esos insistentes tonos de llamada que resuenan por todo el pasillo. Ah! el maldito teléfono que había olvidado de colgar.

Tal vez mis cortas respuestas, sin dejar espacios para que el diálogo fluya normalmente, no fueron suficientes para que Renan se diera cuenta de lo ocupado que estaba en ese momento. Podía ser breve, objetivo o afirmar que simplemente me llamó para saber cómo estaba y nada más. De hecho, ¿por qué la gente no llama para saber cómo están los demás y luego cuelga? ¿Y si él me deja un señal, una oportunidad para acelerar la conversación y llegar a las despedidas?

Lo sé. Como hacía mucho tiempo que no me veía, pronto me preguntaría por qué había desaparecido. Oh, sí, tendría una buena salida. Diría que estaba muy ocupado, incluso en ese momento estaba terminando un informe muy importante.

¡Por supuesto! Un informe. Todo el mundo hace informes sobre tantas cosas. ¿Por qué no podría estar haciendo uno?

Me gusta recibir llamadas telefónicas, incluso no evito una buena conversación con los amigos. Pero no en ese instante, después de superar la dificultad que tengo para lograr una concentración mínima.

Todo lo que quería hacer era aprovechar el efecto de la medicación y colgar la llamada lo antes posible.

Pareciendo fingir que no se daba cuenta de mi impaciencia, continuó:

- Sí, y en vacaciones, ¿qué harás? También pensé en ser directo:

- ¡Renan! Estoy escribiendo, ¿podemos hablar en otra ocasión?

Sin embargo, yo estaba tan preocupado como él reaccionaría a eso, que preferí no decir nada. Como si mis sinceras palabras fueran capaces de hacerle algún tipo de daño, o incluso de ofenderlo.

La verdad es que nada funcionaría. Prolongaba la conversación, dando vueltas y más vueltas, invitándome a acompañarlo al banco incluso antes de las tan esperadas despedidas. Aturdido, sin haber aprendido, hasta el día de hoy, a decir un maldito no, acepté la invitación fácilmente.

A veces soy tan débil que termino siendo más compañero de otros que mío. Y sin el valor de negarme, ahí estaba yo, un tipo que no podía manejar sus pendientes, dispuesto a acompañar a otro, para que juntos pudiéramos resolver las suyas. También pude expresar mi insatisfacción. Tomo *Ritalín* solo para escribir y no para salir a resolver los problemas del mundo, y mucho menos para ir a bancos.

Como si disminuyera en algo mi agonía en ese momento, se ofreció a recogerme en casa, diciendo como si fuera gloria:

- No te preocupes, te busco. Créanme, aun así le di las gracias:

- ¡Ah, "gracias"!

Cuando me subí a su auto, le di una amplia sonrisa, y no sospecharía de mi descontento.

El sonido bajo de la radio sería completado durante el viaje, por su queja, con voz enfadada, por una factura del móvil muy alta.

Conducía y señalaba simultáneamente, de manera indignada, afirmando repetidamente que el valor solo podía estar alterado y que incluso debería demandar a esa operadora.

Llegamos al centro comercial. La larga cola en el banco no me molestaba tanto, quizás porque era un problema de otra persona o porque, en ese momento, el *Ritalín* estaba en su punto álgido de eficacia dentro de mi cerebro. Aun así, no pude ocultar mi felicidad cuando mi amigo decidió posponer el pago, justificándose:

- ¿Sabes? Todavía quedan algunos días laborables, lo pagaré otro día.

Pienso, ahora bien, la próxima vez no me olvidaré de desconectar el teléfono.

Después de salir del banco, mantuve la calma, diría que medio lento. Mis brazos, ya más ligeros, chocaban contra aquel montón de gente apresurada que ya no me molestaba. Ni siquiera los pijos, que siempre me molestaban "frenando" con sus bolsas delante de mí para mirar las ventanas, serían capaces de quitarme la paciencia.

En medio de toda la conmoción y el ruido ensordecedor que se hace cuando mucha gente habla al mismo tiempo, pude oír una voz lejana que me decía: ¿Por qué siempre dejas todo para el último minuto? ¿Por qué esperé a terminar toda la tarjeta de *Ritalín* para pedirle una nuevo récipe a Paulo?

Mi amigo **DDA** regresó poco a poco, atacando mis oídos: ¿Cómo podría conseguir una tableta nueva del medicamento? Tienes que volver a llamar a Paulo. Solo él podía proporcionar tales récipes.

Ahí estaba otra vez hablando conmigo solo. Inmediatamente como un buen **DDA**, no podía esperar otro minuto. Tendría que hablar con mi psicoanalista en ese momento, de todos modos.

Consciente de que mi celular había estado sin crédito mucho tiempo, le pregunto a mi amigo invisible: ¿Se lo pido a Renan? ¿A él que había pasado parte de esa mañana murmurando sobre su astronómica factura telefónica? Seguramente si me importaría.

Es verdad que no me toma mucho tiempo reflexionar cuando estoy así. Simplemente aparece en mi cabeza y, como si algo me moviera, tengo que hacerlo de inmediato.

Antes de pedirle el aparato, sabía que él pensaría dos cosas. La primera, que ya estaba perdido, una llamada más no empeoraría las cosas. Y la segunda, como si hubiera alguna deuda por mi esfuerzo y voluntad por acompañarlo. Eso podría ser una demostración de su gratitud.

Con el teléfono celular en mi poder, llamé rápidamente a la oficina de Paulo.

Para mi sorpresa, él mismo contesta, pero me dice que está ocupado. Dijo que entraría en ese preciso momento a ver a un paciente, pero que al final de la cita, podría devolver la llamada.

Todos saben decir que están ocupados. ¿Por qué no yo?

Agobiado, imaginando esperar una hora entera, terminé siendo inconveniente en tratar de decirle lo que era:

- Sabes, Paul, terminé la caja del medicamento. Necesito un nuevo récipe para comprar más. Él, mostrando que sabía cómo distinguir nuestra amistad de su profesionalidad, respondió:

- Prefiero hablar contigo personalmente sobre esto. Llámame más tarde y pensaremos en algo.

La breve conversación solo sirvió para consolar a Renan, quien, con sus tensos ojos, marcaba cada segundo de aquella llamada.

Sintiendo que esta vez habría cierta resistencia por parte de Paulo y previendo la dificultad que enfrentaría en conseguir el *Ritalín*, me quedé callado. Pasé unos minutos reflexionando a solas, hasta que me sorprendió la broma poco graciosa de Renan:

- Te enviaré la factura del móvil.

Incluso conociendo su tono juguetón y consciente de que no demoré ni un minuto más, mi amigo invisible refunfuñó:

- ¡Hijo de perra! Si prefieres pagarme en efectivo el sacrificio de estar aquí contigo, tendría un buen dinero que recibir. Y si la forma de pago es la por la permuta telefónica, todavía tendría suficiente para llamar a Paulo.

Es increíble cómo incluso bromeando y, sin querer, a menudo decimos cosas serias. No me sentí cómodo pidiéndole su celular otra vez.

Con nada más que hacer en ese centro comercial y con la mente puesta en los interminables minutos que le quedaban a

Paulo para terminar finalmente esa cita, acepté tomarme un capuchino con Renan antes de irnos a casa.

Mientras caminaba hacia el mostrador para pedir los dos cafés, vi a un tipo sonreírme desde lejos. Pareciendo haberme elegido de entre todos los que estaban sentados allí, se acercó a mí con calma. Con el color de su piel bien bronceada y una apariencia similar a la de un indio, se inclinó sobre sus brazos en una silla vacía a mi lado y tímidamente me dijo:

- Señor, no se lo tome a mal, pero ¿podría ayudarme? Visiblemente bien vestido para un mendigo, curioso, pregunté:

- ¿Y cómo podría ayudarlo?

Arrastrando un discurso inseguro, como si aún no hubiera ensayado lo que iba a decir, tartamudeaba tratando de explicármelo:

- ¿Sabes que pasa, señor? Soy del interior, de Mata de São João, y tengo que recoger algo de cambio para mi billete de vuelta.

Sorprendido, por conocer también ese lugar, ingenuamente, pregunto:

- Bueno, si realmente eres de allí, ¿conoces a Mauricio Adonai?

Su prolongada risa se fue cerrándose poco a poco. Un poco sin sentido, responde:

- No lo conozco, de ahí solo conozco realmente a Joaquim (no sé cuántos).

Sabía que había un malentendido. Estaba claro que no era un simple mendigo. Si fuera realmente un hombre necesitado, no estaría tan bien vestido. Y alguien que necesita viajar tanto, ciertamente no estaría en un lugar donde solo conociera a un Joaquim. Cuando visualicé esas extrañas marcas moradas en su brazo, estaba casi seguro de lo que era.

Pienso de nuevo en cómo todo en mi vida es realmente sorprendente. Justo en los días en que escribía un capítulo entero sobre mis experiencias con las drogas, ese muchacho había salido de la nada delante de mí. Solo podía ser un enviado de Dios, era demasiada coincidencia.

Entonces, viendo que Renan todavía estaba en la pequeña línea de la caja, no dudé en invitarlo a sentarse a la mesa.

No lo aceptó, mostrando inquietud y mirando a los lados como si buscara a alguien. Y seguro de que tendría poco tiempo, trato de que se sienta más cómodo, proponiendo una especie de acuerdo:

- Acepto ayudarte y te daré parte del dinero para tu pasaje, siempre y cuando me digas los verdaderos motivos de esas marcas de aguja en tu brazo.

Sin darle espacio para responder, completo:

- No te preocupes, muchacho, sé que apenas me conoces, pero puedes confiar en mí. También disfruto de algunas drogas, pero ahora quiero saber de ti.

Es increíble lo mucho que me gusta saber sobre la vida de otras personas. Y como estaba seguro de que ese "indio" no apareció allí por casualidad, tuve la sensación de que reservaba alguna información que podría añadir a mi libro. Sintiendo, pues, lo sincero que fui al interesarme por sus historias, comenzó poco a poco:

- ¿Sabe, joven? Usé heroína en las venas durante muchos años, por eso las marcas nunca desaparecieron. Pero hoy en día solo alcohol y algo para relajarme, estoy limpio.

¿Cómo puede alguien pensar que está limpio bebiendo y fumando marihuana? De todos modos, realmente quería saber más sobre sus experiencias con las drogas. Incluso intenté darle dos o tres consejos, aunque sabía que nunca los aplicaría. Hasta continuamos hablando un rato más si no nos hubiera interrumpido un amigo suyo que entró sin aliento y le susurró algo al oído.

Viendo que el otro también estaba pidiendo dinero a la gente de al lado, deduje que quizás ya había recibido la cantidad exacta que necesitaban. Aun así, como prometí, le di parte del dinero aunque sabía que no sería para el pasaje. Se fue apresuradamente y me dio las gracias, invitándome:

- Realmente soy un pescador, chico, siempre estoy en el mercado del Río Rojo. Búscame allá y te regalaré un pescado.

Entonces entendí la verdadera razón de su piel quemada por el sol y supe qué finalmente estaba siendo sincero. En ese momento, Renan volvió a la mesa, llevando los capuchinos, agua mineral y dos trozos de pastel. Conversamos algunas cosas más hasta la hora del almuerzo.

* * *

Ya en casa, muy agobiado, sentí que tenía que hacer algo, pero no recordaba exactamente qué era. Y como estaba irritado por esa desagradable sensación de ausencia de mí mismo, salí a arreglar todo lo que había pensado. Sin embargo, incluso aunque tuviera la fuerza mental para recordar lo que era, no serviría de nada. Tratando de engañarme, pensaba: ¡Ah! No importa, si fuera algo tan importante, no lo olvidaría, ¿verdad?

Errado. Además, ¿cómo podría olvidarme de llamar a Paulo? Pensé en ello toda la mañana, estaba tan ansioso por llegar a casa rápidamente y tan pronto como llegué a casa, lo olvidé. ¿Cómo pude?

La grabación de la máquina contestadora era una señal de que él no estaba o seguía con el mismo paciente.

Aun sabiendo que Paulo se había convertido en un gran amigo y que nunca me haría eso, mi **DDA** me hizo pensar en la posibilidad de que había hecho algo para no atenderme. ¿Yo estaría siendo así tan inconveniente?

Pronto, miré el número de teléfono que aún no había descolgado y me sumergí en una rápida fantasía sobre cómo sería ese paciente. ¿Estaría tumbado en un sofá? ¿Tendría barba? ¿Estaría alucinando? ¿Era esquizofrénico? ¿Un loco de remate? ¿O solo un agobiado **DDA** como yo?

Sin secuencia lógica, me pregunto cómo es que todo iba tan mal ese día. Tomé la medicina y tuve que ir al banco con Renan. Dejé el récipe para último minuto, no podía hablar con Paulo y ni siquiera ese pescador había añadido nada a lo que imaginaba. Todo esto estaba sucediendo y todavía era mediodía. Así que, mi amigo **DDA**, irónicamente, me aconseja: ¡Hoy será uno de esos días! Ya no deberías arriesgarte a salir de casa.

Hay días en los que tengo la impresión de que todo nada funcionará y que las cosas apenas se revertirán hasta la noche.

Pensé que cambiaría al final de la tarde, cuando casualmente me encontré con Paulo en el gimnasio.

Después de los saludos, me senté en la bicicleta de ejercicio junto a él y continuamos pedaleando y hablando.

Intenté fingir que no había dicho nada sobre el récipe y que todavía no habíamos tocado este tema. De hecho, creé expectativas de que él lo tocaría, afirmando que podría quedarme callado, que él mismo intentaría darme los récipes. Pero no dijo absolutamente nada al respecto.

Conteniéndome ya durante mucho tiempo, mi impulsividad hablaría más fuerte. Y tan pronto como Paulo me preguntó sobre el progreso del libro, mis **DDA** se desahogaba:

- Así es, el libro va bien, pero hoy no sé si podré terminar sin **Rita**.

No sé si era su costumbre y actuaba así con todo el mundo o solo con la gente que era propensa a los malentendidos como yo. Pero la verdad es que él tenía una manera cuidadosa en sus explicaciones. Y, con precaución, me respondió:

- ¡¿Sabes, **DEMINCO**?! Creamos un mayor vínculo de amistad. Podría decir hoy que eres más amigo que mi paciente, así que no sería ético que siguiera siendo tu psicoanalista.

Y continuó:

— Tuve la precaución en buscarte un gran profesional, incluso con un dominio mayor del trastorno por déficit de atención.

No estaba interesado en otro especialista y podía estar completamente equivocado, pero estaba seguro de que ningún otro médico de salud mental dominaría el tema del **DDA** mejor que yo. También estuve de acuerdo con Paulo en su decisión de no volver a verme. Pero lo que necesitaba en ese momento eran unas cuantas cajas más de *Clorhidrato de Metilfenidato*.

Dejamos las bicicletas y fuimos a la sala de pesas. Entre una y otra serie de ejercicios, la conversación pronto tomó nuevos rumbos. Incluso reservamos una cena en un restaurante de comida japonesa, justo antes de salir del gimnasio.

Mi insomnio me molestaría de nuevo esa noche. Y con la certeza de mi teoría acerca de los días en que todo va mal, terminan de la misma manera, me mantuve inquieto y pensando en voz alta: "¿Cómo podría conseguir el medicamento?

Impaciente, moviéndome de un lado a otro, me levanto de la cama y dejo de dormir. Con la esperanza de encontrar el sueño perdido, enciendo la computadora en Internet. Y justo en la agonía de la madrugada, conocí a este tipo "loco".

Entre las muchas comunidades de psicología en las que participo, había textos irreverentes, escritos por un **DDA** con el mismo nombre que el mío.

Sus respuestas en los foros virtuales eran como si hubieran sido tomadas de mis propios pensamientos. Las similitudes eran impresionantes. Sus ideas, actitudes y presencia de espíritu fueron coincidentemente aterradoras. Me vi a mí mismo en ese extraño.

La verdad es que varias veces me encontré con varios **DDA**, que se parecían tanto a mí que me intrigaban bastante. Pero esto era peor: además de **DDA** con dislexia, también se llamaba MARCUS.

Empecé a crear una impresión desagradable. ¿Era ese tipo de verdad o una creación de mi propia mente?

Y pensando sobre todo esto, mi **DDA** comienza un martirio. ¿Será que eso del **DDA** es un invento personal para justificar mis errores a lo largo de los años?

Asustado, aún escucho sus incesantes preguntas: ¿Alguna vez te has preguntado cuántas veces has estado hablando contigo mismo? ¿Estás seguro de que había alguien ahí contigo? ¿Sería por eso que mucha gente te mira en la calle sin que entendiese por qué?

Antes de mi desesperación total, me dijo: ¿Te acuerdas del chico adicto que te pidió dinero hoy en el centro comercial? ¿Notaste la coincidencia? ¿Su aparición cuando escribías sobre drogas? ¿Existe realmente?

Intento ensayar una risa de mi propia locura, pero me asusto más, preguntándome si Renan no hubiera estado allí conmigo en el momento exacto en que hablé con ese indio, de Mata de São João, amigo del tal Joaquín.

Sin dar lugar, **DEMINCO** continúa: y el libro, ¿será que realmente estás escribiendo todo esto? Y Paulo, ¿es real? ¿Realmente crees en todo esto, MARCUS?

Inmediatamente necesité respuestas que pudieran superar rápidamente este delirio incómodo. Cierro los ojos y respiro hondo, vagando en busca de las temibles explicaciones.

Por un minuto, me calmo, pensando en las más diferentes ocasiones en las que muchas personas también hablaron con Paulo, al mismo tiempo que yo estaba presente.

Necesitando demostrar que soy uno de esos muchos paranoicos, reto a mi amigo invisible: ¡Sí,

DEMINCO! ¿Por qué Paulo, con todo su cuidado y ética, nunca me lo advirtió?

Y mi razonamiento lógico, tratando de mantenerme lo más equilibrado posible, sigue siendo reconfortante. Si yo fuera realmente esquizofrénico o incluso un loco, creador de gente que no existe, él, como buen profesional, me lo diría.

Mi **DDA** responde irónicamente: ¿Es así, MARCUS? ¿No sería porque su caso es mucho más grave, la razón de su abandono y la alegación de falta de ética no sería un pretexto para no seguir acompañándolo?

Perplejo, todavía escucho a **DEMINCO** recordar mi infancia y a ese amigo imaginario mío:

- ¿Recuerdas cuando eras un buen niño y todos te oían hablar con un tal Delso? Y ni siquiera existía.

Hoy, aun sabiendo que algunos libros de psicología ya me habían consolado en relación a este comportamiento, explicando todo como algo absolutamente normal en la infancia, aún permanecía intrigado.

Frente a mi computadora en Internet, empecé a viajar en la triste posibilidad de que todo esto fuera realmente una gran ilusión, hasta que una advertencia instantánea por email me desconecta un poco de esta perturbación.

Pero, ¿quién estaría también navegando por Internet en ese momento? ¿Las tres y veinticinco de la mañana? Me apresuraré a leer la inesperada correspondencia virtual.

Curioso, imaginando todo lo que podría ser, nunca podría predecir lo que mis ojos leían. Era su e- mail, el del otro MARCUS.

Hice todo lo posible para convencerme a mí mismo de que solo era otra coincidencia, pero mi paranoia volvió fuerte en los argumentos de **DEMINCO**. Este e-mail fue escrito por ti mismo, mientras te perdías en tus pensamientos.

Incomprendido y asustado, regreso con mi **DDA**:

- ¿Qué querrá, **DEMINCO**?

Intenta mantenerme a salvo y dice:

- Mejor no lo abras, así no certificarás tu locura.

Puede que tuviera razón, pero tenía que averiguarlo de todos modos. Después de todo, ¿qué pasaría si realmente hubiera algo escrito por mí?

Con la palma de mi mano derecha congelada, el sudoroso dedo índice se desliza y da un *clic* con el ratón, y los segundos de aprensión, que precedieron a esa expectativa, aumentaron aún más mi angustia. ¿Sería realmente una prueba de mi delirio?

Pero las pocas letras mayúsculas solo me pedían mi dirección de correo electrónico para que pudiéramos hablar virtualmente en el chat en ese momento. Mi curiosidad se desbordaba tanto que apenas podía reflexionar sobre cuál sería la actitud más sensata. Así que respondí instintivamente.

En cuestión de minutos, letras de colores me saludaban en la pantalla del monitor de mi ordenador.

Hablando a través de Internet, su primer escrito podría identificarse fácilmente con mi propia forma de pensar acerca de lo que diría:

- ¿MARCUS con U? Al igual que el mío, es muy raro. ¿Y también tienes **DDA** y eres disléxico?

¿Todo lo que te falta por decirme es que también tienes insomnio?

Aún cauteloso, pensando que podría ser una invención mía, respondo a la defensiva.

- Ya puedes creerlo.

Entonces me deja más intrigado, preguntando:

- Demasiadas coincidencias, ¿no crees?

Me desahogo, hablando solo:

- ¡Dios santo! ¿Qué quiso decir con eso?

Pensé compartir más mi vida con ese extraño, preguntándole si tendría el mismo sentimiento que el mío, pero me rindo. ¡Claro! Si no fuera realmente una creación mía, con esta actitud, ciertamente, tendría una razón concreta para pensar que estoy loco.

La certeza de que era real solo la tuve cuando volví a las páginas de los foros de psicología en internet donde lo había visto antes. Entonces, sí, al poder leer las respuestas de otras personas sobre sus comentarios, pensé: casi las cuatro de la mañana, aunque hubiera creado a este tipo, no podría inventar cada una de esas respuestas diferentes.

MARCUS vivía en otro estado y, aunque teníamos muchas similitudes, poco a poco me di cuenta de las increíbles diferencias.

Continuamos una típica charla de **DDA**, apresurados y hablando demasiado, sin ninguna paciencia por esperar el turno del otro.

Entre nuestros muchos cambios de tema, había confirmado que había sido diagnosticado hace más de tres años y, desde entonces, se había sometido a un tratamiento a base de *Ritalín*.

Pronto, comenzó a describir las posibilidades de usar la medicina para drogarse. Me dijo cómo podríamos tomar a **Rita** con bebidas alcohólicas y pasar una noche entera enchufados. También dijo que si triturábamos las píldoras, podríamos inhalarla como cocaína.

Y ese simpático loco que ni siquiera me conocía, fue capaz de comprender sensatamente mi necesidad de conseguir la medicina. Fascinado por mi iniciativa en el libro, se ofreció a ayudarme. Aunque era consciente de los riesgos que implica tomar el medicamento, estaba ansioso por enviarme por correo una caja de *Clorhidrato de Metilfenidato*.

Esa es, sin duda, una gran ventaja de escribir un libro. Dado que esto es ilegal, puedo justificar después que es solo una fantasía mía para aumentar la historia. ¿O será que no lo fue?

No importa tanto. De hecho, después de cuatro días laborables, la correspondencia había llegado finalmente a mi casa, con la medicina esperada.

Todavía en las experiencias con las drogas descritas por ese otro MARCUS, yo tenía cierta conciencia de la peligrosa mezcla que existe dentro de muchos **DDA**. La intensidad que nos hace insensatos y curiosos es fácilmente satisfecha por nuestra impulsividad desenfrenada.

Ingobernables, queremos probar casi todo lo que es parte de la vida. Y fue así, sin ningún límite, que fui parcialmente dominado por la tal Blancanieves.

* * *

Incluso antes de mi primer encuentro con ella, había experimentado muchas otras cosas.

Al inicio, los sorbos de cerveza no importaban. Las etiquetas o marcas no serían más que mi introducción a lo que muchos describen como socialización.

Y, en este proceso de integración social, podemos desempeñar diferentes roles inconscientemente. Somos capaces de hacer cosas, incluso si nos desagradan, solo para ser aceptados, de la misma manera que podemos influir en muchas personas para que hagan lo mismo.

Interactuamos con algunos peligrosos "amigos sociables" que pueden llevarnos por mal camino. Pero sin percatarnos, también somos capaces de ser un peligro para muchas personas. Depende de la situación, ya sea ejerciendo el dominio o siendo influenciados.

Mi primer "amigo sociable" me enseñaba a beber una botella entera de cerveza con pajita. Tal vez, al igual que a mí, no le gustaba beber, pero era su receta para que nos mareáramos rápido.

Con el dinero regulado en los viajes con el grupo y conociendo los gastos que tendríamos con las posadas diarias y la comida, buscamos algo más económico, y que también nos diera una "buena nota". Normalmente sería el coñac o el vodka acompañado de alguna fruta. E, incluso odiando los escalofríos de sorbos que bajaban por la garganta, pensé que era suficiente para estar entre la multitud.

En mi adolescencia, pasé algunos malos momentos en uno de mis paseos con mis colegas. Era de madrugada y queríamos llegar juntos al amanecer. En el autobús, bebimos todo el camino hasta Valença. En la botella, hicimos una mezcla poco sabrosa de brandy y pulpa de maracuyá. Mis sorbos, como siempre, fueron los más grandes de todos. Pero esta vez, pagué muy caro por la exageración y por no saber nunca el momento exacto de detenerme. Terminé la mañana en coma alcohólico. Al día siguiente, me desperté y vi lo hermoso que era el Morro de São Paulo.

Era un secreto mío, pero nunca me había gustado ninguna bebida alcohólica. Y, a veces, estaba seguro de que a muchos de los que estaban conmigo tampoco les gustaba. Ciertamente, si hubiéramos tenido un pacto de honestidad, en el que todos afirmaran sus verdaderos gustos, beberíamos más refrescos y ahorraríamos mucho dinero con las dosis de *whiskeys* falsificados que tomábamos en los bares antes de las costosas fiestas de los clubes nocturnos.

Luego, aprendí a disfrutar de una deliciosa botella de vino acompañado de alguna interesante mujer. Y aun sin saber si era por la bebida o por la compañía femenina, podía decir fácilmente que me gustaba esa sensación de bienestar, porque el alcohol me desconectaba un poco de esos pensamientos a mil.

Creo que la bebida, varias veces, nos hace más valientes y, en consecuencia, más desinhibidos. Y esto probablemente también funciona en la cama. Al menos a mí me funcionó.

Pero, de hecho, incluso los vinos placenteros no se degustaban de la manera correcta. Mientras la chica, llena de pose y clase, bebía lentamente, yo ya estaba impaciente pensando en el sexo. Y en mi apuro, volteaba las copas rápidamente. Fue entonces cuando no tuve ninguna duda sobre cuál sería la secuencia más fructífera. Entonces, no estaba seguro de si primero bebería el vino o si nos iríamos a la cama, a veces muy precipitado, tenía sexo y bebía simultáneamente.

Una inexplicable necesidad de ocupar mis manos con algún tipo de desapego fue quizás lo que me llevó a probar los cigarrillos. Luego, en varias fiestas, ya me presentaba con un cigarrillo y un vaso.

Aun así, siempre haría todo al revés. Mientras que muchos bebían café y luego fumaban un cigarrillo, yo prefería mantener en el paladar el último sabor del café, encontrándolo más sabroso que el detestable aliento del tabaco. Y cualquier fumador también encontraría divertidas mis intensas aspiraciones, chupando tanto humo como fuera posible y luego apenas soplaba.

El segundo "amigo sociable", más experimentado, fue el que me enseñó las técnicas para tragar correctamente un cigarrillo. Si era terrible la manera en que lo hacía, sería peor si se lo tragaba. Todo ese humo me hizo toser y no era nada agradable.

Enganchados con los cigarrillos, vinieron los juegos de exhibición. Desde liberar el humo a través de las fosas nasales hasta ver quién puede lograr la increíble hazaña de dar una bebida fuerte, beber un sorbo de un trago y, solo entonces, liberar lo que quedaría del humo.

Descubrí, entonces, las náuseas cuando despertaba de los trasnochos con ese sabor terrible en mi boca y un olor insoportable de nicotina que estaba arraigado en mis dedos y en mi ropa.

En el primer carnaval, no pude evitar ser bautizado por el tercer "amigo sociable": el lanza perfume. Un pañuelo empapado en la boca, los labios chupando el vapor de ese líquido frío y la deliciosa sensación de, junto con la música de los tríos eléctricos, escuchar esos finos ruidos, como un pitido en los oídos.

Me gustaba probarlo todo. Por más que los periódicos y revistas describieran en detalle la información sobre los procesos fisiológicos, cómo y dónde reaccionaban las drogas en el cerebro o los medios de comunicación nos alertaran sobre los males causados por las drogas, yo quería sentir, saborear y ver la vida con mis propios ojos.

En algún sitio del interior, de los muchos por los que pasé, la llamada Micareta, un local con una botella de desodorante en spray, apareció en medio de esa fiesta tradicional. Afirmando que sentiríamos la misma onda del lanza perfume con esa mezcla de formaldehído y esencia de fresa. No congenié con mi cuarto "amigo sociable". El olor era totalmente diferente, mi cabeza pesaba mucho y el ruido que sentía en mis oídos era menos fuerte que el de la lanza. Odiaba ese olor.

Luego, muchos de mis conocidos ya fumaban marihuana. Y mientras veía a todos compartiendo sus bases, me di cuenta de que la única manera de mantenerme diferente era no aceptar en hacer lo mismo. Sin embargo, en ese momento, experimenté un permanente conflicto, si, por un lado, me gustaba ser diferente, por el otro, tenía una absurda curiosidad. Así que, incluso asqueado por la idea de ser uno más, terminé cediendo y fumando marihuana unas cuantas veces.

Mi primera vez, había viajado para pasar unas largas vacaciones en la costa con dos amigos. Acampando junto al mar y sentado frente a nuestras tiendas, observé en las manos de mi quinto "amigo sociable" cómo preparar un porro. Trataba cuidadosamente la marihuana, desechando los pedazos de semillas y ramitas, luego ponía parte de la hierba dentro de un poco de papel de seda, y luego la enrollaba. Cuando parecía un cigarrillo, se le pasaba la punta de la lengua que, mojando el papel, funcionaba como una especie de pegamento para cerrar.

Después de fumar, nos fuimos hacia la playa más lejana, donde estaban las mejores olas, dijeron. Y en medio de la carretera, rodeado de mucho bosque y pisando un suelo de arena húmeda, empecé a notar algo diferente. Era como si estuviese caminando y no saliera del lugar, empecé a sentir que mi brazo derecho ya no llevaba la tabla. Pronto sentí una especie de calambre por todo el cuerpo y con un peso debajo de los párpados, mis ojos empezaban a cerrarse. Tonto y sin ningún reflejo, podría contar cada gota de lluvia que vi caer lentamente del cielo, mojando mi rostro.

Me explicaron que cada persona tiene un "viaje" personal cuando usa algún tipo de droga. Aunque todo el mundo decía estar relajado fumando un porro, yo odiaba esa "onda" de estar lento. ¿Se imaginan a un tipo con una mente a doscientos por hora, siendo detenido así tan abruptamente? Y una cosa me molestaba aún más sobre la marihuana. Cada vez que fumaba con alguien, empezábamos una conversación que, en cuestión de segundos, olvidábamos de que iba. Vendrían las interminables crisis de risa, sin ningún motivo.

Intenté que me gustara cuando este mismo quinto "amigo sociable" me dijo que era bueno fumarse un porro para ir a la cama con una mujer. Explicó con propiedad que de esta manera tendríamos un orgasmo más largo. Así que, por curiosidad, no dejé de intentar averiguar exactamente cómo sería.

Con esta idea en mi cabeza y una pequeña cantidad de marihuana en el bolsillo de mis pantalones, salí con Laura. Al llegar a un motel, el primer obstáculo fue envolver la yerba alrededor de aquella seda. Con las servilletas que pedí al servicio de habitaciones, lo intenté, de muchas formas, pero nada funcionaba. O bien la yerba se derramaba sobre la cama o, cuando estaba casi listo, el papel se rompía por la mitad al pasarle la punta de la lengua. Pensando que podría por culpa de delgada servilleta, tomé un billete de lotería que no sé por qué alguien había dejado en la cama del motel. Tal vez hoy estuviese jugando, pero en ese momento todo lo que quería hacer era probar ese orgasmo prolongado.

Después de armar ese "porro" mal hecho, lo encendimos con los cerillos. El sabor de la yerba se sentía menos que el del humo del papel quemado. E, incluso en medio de esa nube blanca que se hizo, poco a poco, fui tomado por aquel mareo.

Llegó el entumecimiento de mi cuerpo, los párpados se cerraron y, más fuerte que mi propia voluntad, llegó un sueño profundo e inesperado. Como resultado de la experiencia, no solo dejé de tener un orgasmo prolongado, sino que también pagué más por la habitación porque había pasado el período de cuatro horas.

Dándome cuenta de que mis "amigos sociables" se quedarían en aquello de fumar marihuana, trataría de eludir la normalidad de ser ordinario. Insatisfecho, necesitaba hacer algo más grande, necesitaba sentir otras sensaciones. Mi primer encuentro con Blancanieves fue premeditado.

* * *

Sabiendo lo bien que mi sexto "amiga sociable" Arthur estaba conectado (si pudiera decirse) con los usuarios de drogas, lo llamé un viernes para pedirle que me la presentara.

Al día siguiente, estaba solo en mi casa con dos gramos de Blancanieves, como muchos llaman a la cocaína.

Preparo el ambiente. Pongo una buena canción, me baño sin demasiada prisa, busco un plato plano donde poner el polvo, corto una pajita como esa con la que tomamos jugos por ahí, y disfruto cada momento de esa acción.

Y antes de abrir ese papel que tenía en las manos, empecé a agitarme. Sin saberlo todavía, y con cierta precaución, primero lo huelo a través del plástico que lo envolvía. Estoy impresionado por el fuerte olor que brotaba. Inexperto, siempre había pensado que la cocaína era solo un polvo blanco suelto, algo así como talco o harina. Me sorprendió, entonces, notar que en medio de la droga había también algunas piedras más sólidas. Y con la punta de una tarjeta de visita que me diera alguien, rompí una pequeña cantidad de piedra blanca. Con la pajita colocada en una de mis fosas nasales, la inhalé lentamente. También me sorprendió el ruido que podía oír, del ronquido de la droga que entrándome por la nariz.

Un sabor fuerte en la boca, una garganta cerrada, pupilas bien dilatadas y todos mis dientes helados. Ahora, sí, sabía exactamente lo que sería estar "trabado".

Rompiendo otra de esas piedrecitas, me calmaría hasta que pareciera una línea delgada. Y aspirando a mi primera "línea", siento una indescriptible sensación de poder. Era como si la cocaína me hiciera más fuerte, más dinámico y capaz de todo.

Perturbado, ya no podía sentarme, y entre una inhalada y otra era imposible quedarse quieto. Empecé a caminar de un lado a otro de la casa y poco a poco me fui dejando seducir por esa "señorita". En la misma proporción en que ella me animó, me deprimí cuando miré el sobre y me di cuenta de que ya se estaba terminando.

Pasando la noche y conociendo mejor a Blancanieves, fui a capturar olas la mañana siguiente. Solo entonces entendería la mierda que había hecho. Siempre había sido así en toda mi vida, hice muchas cosas malas y luego me sentía culpable. Y, como un gran exagerado y extremista, de la misma manera que amaba la cocaína, sufrí mucho con el tamaño de la culpa que llevaba.

¿Quién le podría decir a una **DDA** lo que está bien o mal? Solo podía vivir intensamente así. Y si no probara todo eso, no estaría aquí escribiendo un libro sobre mis propias experiencias. Bastaría con copiar parte de material ya escrito.

Pasé la semana siguiente sintiendo lástima de mí mismo. Pero el viernes, Arthur me llama, preguntando por la calidad de la droga. Sin forma de confirmar mi inexperiencia, digo que era de alta pureza. ¡Por supuesto! Me había encantado esa polvito mágico y no sabía nada de drogas. Así que, se me agudiza la curiosidad:

-No has visto nada todavía, tienes que probar la marroncita.

Yo, que siempre pensé que la cocaína exactamente igual que el talco, nunca pude imaginar que hubiera otros colores o incluso diferentes texturas. Así que, confieso:

- Marrón, ¿eh? ¡Nunca vi de esa antes!

Y ahí estaba mi sexto "amigo sociable", que me hizo prestar atención en su breve resumen sobre la pureza de la droga. Y, después de una rápida explicación, saltando las explicaciones detalladas, me invita a probar la marrón en una "sesión" con dos chicas.

Bueno, las chicas debían ser dos mujeres hermosas, pero de la "sesión" confieso no haberle entendido eso. Aun así acepté.

Estaba muy cansado esa noche y al subir al coche, apenas me di cuenta de que las dos chicas estaban sentadas en el asiento trasero. Después de saludarlos a todos, me aseguré de advertirles sobre mi sueño, como si aquella indirecta funcionara como el deseo manifiesto de volver temprano. Me sorprendió con una linda sonrisa en la comisura de la boca de la hermosa rubia que, libremente, me pregunta por mi afirmación:

- ¿Así que tienes sueño?

Mientras pensaba en una respuesta, seguí la dirección de su barbilla, que maliciosamente apuntaba hacia el lado derecho, para poder mirar. Girando un poco más el cuello, vi a la otra niña preparando cuidadosamente, sobre la caja de un CD, el que sería mi primer toque de esa noche.

El sueño desapareció rápidamente y, debido a la oscuridad dentro del vehículo, no pude ver si era el blanco o el marrón el que tenía. Pero vi a las chicas detrás de mí comandando la acción. Seguían eléctricas inhalando y arreglando pequeños líneas para servirnos. Y condujimos en el coche durante un rato más hasta que, finalmente, Arthur, con su labia, espetó la brillante idea:

- Es demasiado arriesgado hacer esto en el coche. ¿Qué tal si vamos todos a un motel?

Sin expresiones alarmantes, las dos estuvieron de acuerdo, así que aprendería lo que era una "sesión" con sexo, drogas y *Rock and Roll*, como había escuchado.

Con cuatro personas en la misma suite, no podría calcular la cantidad exacta, pero, silenciosamente, tendría diez veces más allí que mis primeros dos gramos de cocaína.

Mis dientes parecían querer morder, hasta el punto de que rechinaban. Los sorbos de *whisky* bajaron suaves como el agua, y en vez de las líneas, dibujamos las iniciales de los nombres con el polvo. Con las manos temblando por tanta agitación y la tarjeta pegada al sudor que salía de entre los dedos, apenas podía fijar la letra M de mi nombre en la mesita junto a la cama. Y en medio de toda esta locura, besé a mi séptima y última "amiga sociable", Camila.

Arthur también parecía entenderse bien con Geysa y, tal vez, como ella tenía más experiencia, predijo lo que pasaría. Por eso no hizo tanto caso como yo, para que pudiéramos separarnos por un tiempo.

Solo quería un poco de privacidad. Compartir drogas es una cosa, la mujer otra. Y con mis sentidos confundidos en ese momento, creí que también sentiría emoción.

Antes de separarnos, decidimos dividir el polvo. Bueno, compartir cocaína es siempre algo divertido (pero solo después), porque en el momento de la división todo el mundo mira por el rabo del ojo, codiciando la mayor parte.

Sin ropa y solos en la habitación de al lado, Mila y yo continuamos con esos besos ahogados y sin saliva en absoluto. Ya había pasado antes, pero no así. Esa noche, sentí mi deseo sexual de estar totalmente dominado por las drogas y luego descubrí por qué Arthur no puso trabas por estar solo con

Geysa. Debió haber sabido que algo no funcionaría en esa "sesión". ¿Pero precisamente en el sexo? Mi euforia y toda esa emoción me hicieron sentir todo menos erección.

Al llegar a casa y recordar cuánto tiempo había estado sin comer, trato de tragarme todo lo que veía en la mesa: pan, galletas, frutas. Nada pudo pasar a través de mi garganta, estaba trancada. Tomo un vaso de leche y duermo.

Pasaría otra larga semana cargando ese fuerte arrepentimiento que, esta vez, era aún peor, porque recordaba cómo no fui capaz de no acostarme con esa maravillosa rubia.

Necesitaba la oportunidad de borrar esa mala impresión que ella tenía de mí. Estaba seguro de que Mila no aceptaría volver a salir conmigo, pero aun así, el próximo viernes, me arriesgué a buscarla.

Convencido de su rechazo, me sorprendió ver la demostración de alegría con mi llamada telefónica.

Intrigado, pienso: ¿ella habría olvidado mi falla, me habría perdonado o estaría actuando por cortesía?

Después de un tiempo hablando, me sorprendió:

- ¿Qué piensas hacer este fin de semana?

Imaginando la posible oportunidad de tener una segunda oportunidad, respondo:

- Aún no tengo nada planeado, ¿por qué? Sin andar con rodeos, explica:

- Mis padres suelen viajar los fines de semana, así que si quieres, puedes venir aquí. Asustado un poco con esta directa, trato de relajarme preguntándole:

- ¿Y alguien no aceptaría esa invitación?

¡Es todo! Era mi oportunidad de convencerla de que no soy una especie de "impotente". Bien arreglado, llego a su apartamento pensando en justificarme por el acto sobre lo que había pasado en la cama. Le echaría la culpa a las drogas y me aseguraría de que decirle que eso no me pasaba. ¿Y si no me creyera? Entonces aumentaría aún más mi responsabilidad de hacerlo bien esta vez. Y, con esa duda, me callé.

Nos conocimos en una noche muy loca y sabíamos poco el uno del otro. Así que, sin tocar el tema de mi impotencia, empezamos a hablar de nuestros hábitos, costumbres, metas y otras cosas, para conocernos un poco más. Después de cenar, empezamos a beber un delicioso vino. Los besos esta vez ya eran más sabrosos y húmedos por la dulzura de la bebida.

Más tarde, me quité el peso de encima, cuando finalmente tuvimos sexo. ¡Y qué alivio me dio! Yo era mucho más performativo que espontáneo y, con modestia aparte, creo que lo hice todo bien y que ella nunca se atrevería a pensar que yo era impotente.

Además de ser hermosa, Mila era una de las personas más especiales que había conocido. Para combinar aún más, tenía todos los discos de **U2**, incluyendo algunos piratas raros que yo mismo no conocía. Empezamos a cantar las canciones a través de un micrófono y nos divertíamos, sin recordar ninguna droga.

En medio de la noche, oímos el ruido del intercomunicador en su apartamento y la advertencia del portero de que Tadeu ya estaba subiendo.

Me asusto, sin saber exactamente qué pensar. ¿Quién sería este tipo? Mientras subía, Mila trató de tranquilizarme explicándome que su hermano por parte de papá. También resumió rápidamente que era químico dependiente y que, debido a las diferencias familiares, había decidido abandonar la casa. Pero aunque ya no vivía allí, tenía una buena relación con ella. Luego, cada vez que se aseguraba de que no hubiera nadie en casa, venía a ver qué había de nuevo.

Dos cosas siempre serán graciosas en las relaciones familiares. Dicen que el gay es el vecino, pero, siendo pariente, es homosexual; el drogadicto, loco y adicto es un tipo cualquiera, mientras que el pobre consumidor, el químico dependiente, que requiere tratamientos específicos, es ciertamente alguien de su propia familia.

Todavía me preocupaba cuál sería la actitud de este Tadeu cuando viera a un extraño allí solo con su hermana, cuando entró por la puerta de la habitación, visiblemente "trabado", con un aliento de bebida, sentido desde lejos. Después de saludarme amablemente, bromea para que cuide bien de su hermana, mostrando indiferencia ante el hecho de que estamos solos.

Pareciendo tener prisa, comenzó a invitarnos insistentemente a una "fiesta privada" en casa de un amigo. Aunque sentíamos curiosidad por esta fiesta privada, tanto Mila como yo estábamos disfrutando de nuestro ambiente tranquilo, así que no consideramos aceptar la invitación.

Antes de partir, Tadeu sigue bebiendo una dosis de *whisky* sin hielo y me dice algo:

- ¡Bienvenido, cuñado!

Aunque no necesitábamos nada más para que esa noche fuera perfecta, no había como deshacernos de aquel papel de cocaína. Sí, pero ¿cómo puede un tipo así pedirme que cuide de su hermana?

* * *

Tres días después no me sentía tan culpable, y el deseo de repetir las "sesiones" sería mayor que la culpa o el arrepentimiento.

De una familia tradicional de clase alta, Mila siempre tendría algo de dinero para comprar algunos gramos los fines de semana. Ambos éramos inexpertos en el juego con el peligro. Hoy en día, tengo la dimensión exacta del tamaño de locuras que hicimos y los riesgos que corrimos las pocas veces que fuimos juntos a comprar cocaína a manos de un traficante dentro de un barrio.

Empezamos a esperar impacientes los viernes, cuando ella estaría sola en casa. Muchas veces, mi ansiedad era tan grande que durante la semana tenía pesadillas. En ellos vi una línea ya hecha en un espejo y me desperté, agitado, por inhalar con suficiente fuerza, aún dormido, y el polvo no entraba por mi nariz.

Descubrimos juntos todo este inframundo, y nos ataron algunos de los trucos y sensaciones de esa Blancanieves: la voluntad de tenerla siempre era mayor; la falsa impresión de alegría; el entusiasmo, el poder que nos dio, y la terrible depresión que nos dejó cuando se fue.

Ya no sentíamos la voluntad y la satisfacción de estar juntos, ella se interpuso entre nosotros. Las drogas empezaron a marcar la diferencia y la alegría de nuestros encuentros, no importaba si cantábamos **U2**, comíamos palomitas de maíz o veíamos una película.

Me encantaba inhalar la cocaína entre los senos de Mila y fuese mi lugar favorito para oler, aunque no pudiera tener una erección. Conscientes de que bajo el efecto dominante de la droga no tendríamos ningún tipo de relación sexual, algunas veces menos agitados para iniciar una nueva "sesión", éramos capaces de tener sexo primero. Aun así, fue extraño. Lo hicimos como si fuera una obligación, porque nos dimos vuelta para abrir el papel.

Finalmente, fuimos a una de las "fiestas privadas" de un amigo de Tadeu. No fue más que un verdadero desastre que un tipo decide hacer mientras sus padres están de viaje. Y allí compartimos una pastilla de éxtasis por primera vez. Aunque todos decían que esta era la droga del amor, yo no sentía nada de eso y nadie me había advertido sobre la sed incontrolable. No solté dos palabras sin el impulso irresistible de beber agua. Como dicen que cada persona tiene una "nota" y un "viaje" personal al consumir éxtasis, esta sed podría ser el mío.

La verdad es que siempre he tenido una manera y una voluntad de compartir las cosas con los que me rodean. A veces, cuando estoy en un lugar hermoso o viendo un paisaje increíble, quiero que la gente que más me agrada esté allí también. Creo que es por eso que me gusta recomendar itinerarios de viaje de los lugares en los que he estado. Es por eso que, cuando pruebo una comida sabrosa, mi deseo es que todos mis conocidos la prueben también. Con la cocaína sentí el mismo deseo. Un día, invité a dos conocidos, Almir y Beto, para mostrarle a esa joven en una de esas "sesiones" en el apartamento de Mila.

Describí, hasta ahora, a mis siete amigos sociables para mostrar cómo, en varias ocasiones, somos mediocres en culpar a otras personas por nuestros propios fracasos. Al darme cuenta de cómo Almir tenía un corte de pelo similar al mío e insistí en que llevara un anillo en el dedo donde yo también lo llevaba, me di cuenta de que, durante varias ocasiones, incluso sin darnos cuenta, estamos influyendo en la vida de otras personas y podemos desviar el destino de muchas personas sin darnos cuenta. Me sentí culpable porque, en ese momento, me convertí en el "amigo sociable" de alguien.

Me preocupé y me esforcé por no coaccionar a nadie para que fuera cómplice de la locura que elegí hacer. Y lo seguiría haciendo durante algún tiempo si no hubiera escuchado esa voz.

* * *

Mila me había llamado diciendo que su hermano pasaría toda la noche con nosotros y que él mismo llevaría mucha cocaína. Ese día, en su apartamento, estábamos Tadeu, ella, yo y un tipo visiblemente depresivo, Daniel.

Cuando empezamos la que sería mi última "sesión", escuchamos los tristes arrebatos de Daniel. A veces repetía su descontento con el divorcio y las acciones de su ex esposa que le prohibían ver a su hijo. Relatando este drama, se esforzó por mostrar con orgullo una foto del niño en la confusión de su billetera.

Entre una pequeña línea y otra, comenzó a contarnos su plan secreto, que ya había sido ideado. Nos contaba, como si fuera algo banal, que pretendía suicidarse con un disparo en la cabeza y dejar todo en manos de su hijo, afirmando que de esta manera su ex esposa llevaría la culpa por el resto de su vida y se daría cuenta de lo mucho que amaba al niño.

Nunca había oído nada tan morboso y, aunque ya estaba involucrado en todas esas sensaciones, podía ver cada vez más cómo ese mundo deprimente nunca podría ser parte de mi vida.

Lo inesperado es que este padre melancólico sería sin duda mi mejor "amigo sociable", por haber sido el único entre tantos capaz de darme dos o tres consejos. Y esa noche, recuerdo cuando dijo:

- ¿Sabes, hombre? Eres muy guapo, tienes un cuerpo muy bonito y todo esto no te sienta bien. Ten cuidado, como yo, de no caer en las traicioneras trampas de las drogas.

Es increíble cómo la cocaína acortó las distancias y limpió la vergüenza haciéndonos más sinceros.

Lástima que siempre tengamos problemas para seguir los consejos más consistentes, porque aunque estaba de acuerdo con todo lo que había dicho, no podía parar. No allí, a las once de la noche, después de que esa "sesión" hubiera comenzado a primera hora de la tarde.

Todavía quedaba un poco de cocaína cuando Daniel recibió una llamada y decidió irse. Aun así, Mila, Tadeu y yo no tardaríamos mucho en inhalar todo lo que sobró.

Necesitaba más y, desesperadamente, pensé en silencio cómo podríamos conseguir al menos unos pocos gramos más hasta que me sentí parcialmente aliviado cuando escuché a Tadeu:

- Vamos a mi trabajo, allí conseguiremos más.

Todo estaba oscuro y cerrado. Cuando llegamos a su oficina, él, "trabado", se sintió muy cómodo conmigo y, al abrir la puerta de su cubículo, empezó a decirme cómo guardaba allí mucha cocaína. Por lo que pude entender, alquiló la caja fuerte a unos traficantes conocidos de la policía. Por lo tanto, no tenían posesión de las drogas y podían estar libres de cualquier acto flagrante.

Confiando en mí, me indicó políticos y cantantes que lo buscaban para comprarle droga. Dominado por toda esa adrenalina, una vez más no tenía ninguna dimensión de los riesgos que corría allí.

También lo vi jugando antes de que regresáramos y, mientras conseguía una mochila, dijo:

- ¡Eso es todo! Lo que tenemos aquí debería ser suficiente.

Mila abre la puerta y Tadeu saca de la bolsa los inolvidables cinco kilos de ladrillos blancos. No creía lo que veía, estaba dividido en bolsas de plástico, cada una conteniendo aproximadamente un kilo.

Nos explicó que al raspar una parte de cada piedra sería difícil para los traficantes notar la falta. La cantidad retirada por aquel cuidadoso proceso de raspado fue tanta, que volvimos a oler despreocupados sobre cuándo terminaría la "sesión".

Sin límites, los juegos eran más exagerados. No escribimos más letras iniciales con el polvo, empezamos a dibujar nuestros nombres completos. Más tarde, en el reflejo del cristal de esa mesa de la habitación, vi mi cara sudorosa, mis ojos sin parpadear, y la sangre fluyendo lentamente por la fosa de mi nariz izquierda, cayendo sobre el polvo.

Tadeu y Mila estaban muertos de miedo y aun así pensaron que era prudente que me tomara un descanso y me detuviera por un tiempo. Pero para evitar ser interrumpido o se preocuparan por mí, me traiciono el efecto de sinceridad causada por las drogas al mentir:

- Pueden estar seguros de que esto me ha ocurrido varias veces. Es que tengo un vaso roto a causa de un golpe de balón y que sigue sangrando hasta el día de hoy.

Ya no sabía de lo que estaba hablando, solo que no quería parar. En un gesto inconsciente, me quito la camisa apresuradamente, me tapo la nariz para detener la sangre que insistía en descender e inhalo, sin trabas, alocadamente por la otra fosa nasal cuando oigo esa dulce voz:

- No debes seguir, puede ser peligroso.

Sin escuchar, saco una piedra grande de la bolsa. Pero antes de aplastarla, esa voz me desafía:

- Si no me crees lo que digo, te daré una señal. Si eres capaz de romper esa piedra, puedes quedarte con ella.

Sin saber de quién era la dulce voz, soy terco, tratando, de todas formas, de romper esa roca. No se rompería. De repente, se deslizó de la mesa al suelo y empecé a sentir esa extraña incomodidad. Sudando frío, mi corazón latía rápido, como si fuera a saltar. Mi boca no podía abrirse más. Estaba cerrada por los dientes cerrados y helados, mientras que mi cuerpo me daba algunos temblores involuntarios. Tadeu pensó en llamar a un hospital. Mila me dio un tranquilizante. También pensé que sería bueno tomar un baño. Y a partir de ese día, no volvería a jugar con el peligro.

Estaba triste porque, para tomar esta decisión, tuve que dejar atrás a personas que, aunque sociables o no, eran seres humanos como yo, que acababan de olvidar que una experiencia nunca podría dominar la vida de alguien para siempre. Aun así, más tarde, traté de obtener noticias de algunos de ellos...

Mila continuó durante algún tiempo hasta que fue admitida en las clínicas de recuperación, pero hoy está mejor. Almir, para mi alivio, siguió mis pasos y se detuvo. Beto se quedó con esto durante muchos años, y hoy no sé dónde está, espero que esté bien. Tadeu había sido arrestado por un secuestro exprés. Y de Daniel, más nunca supe nada de él.

Y por la voz que oí, puedo decir que, esta vez, no fue la de mi amigo **DDA**. Tenía un tono más dulce y una forma delicadamente condenatoria. Sin decir nada, fue capaz, en segundos, de hacerme "ver largas películas" sobre las riquezas de mi vida. Y viendo esos *flashes* que se abrieron en ese último "viaje", comprendí a través del silencioso consejo de que no había razón para descuidar la mayor de todas mis experiencias: la de estar vivo.

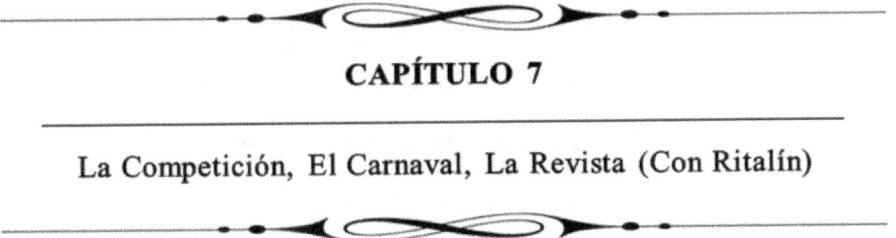

CAPÍTULO 7

La Competición, El Carnaval, La Revista (Con Ritalín)

DESPUÉS de una breve participación en un desfile, fui buscado por ese individuo, hasta entonces, un extraño. Con una forma política de acercarse a mí, Ananías desarrolló un diálogo aparentemente indefinido, haciéndome imaginar que él querría algo, además de conocerme.

Presentándose como uno de los miembros de una gran agencia de eventos, lo que no disminuyó mi incomodidad, habló visiblemente desviándose de un propósito.

Usando mis propias estrategias cuando quiero pedir algo, no escatimó en cumplidos. Y muchos, desde mi apariencia física hasta mi simpatía, por haberle prestado atención, aumentando así mi desconfianza en su verdadera intención.

Sucedió que esa tensión creada por mí, interpretando con temor cada palabra que dijo Ananías, no me permitió darme cuenta de lo torpe que era al hablarme. Entonces, temeroso y sin saber aún cuál sería mi reacción, preferí seguir hablando.

Después de dar vueltas y más vueltas, llegó a donde yo había temido tanto. Y respiré aliviado cuando descubrí su verdadero propósito: no acosarme como había deducido. Ananías solo me pidió una autorización, aunque fuera verbal, para enviar mi material fotográfico a través de su agencia a la revista *G-magazine*.

Cansado de esa agotadora conversación y queriendo librarme cuanto antes de las molestias, no dudé, antes de despedirme, en dejarle algunas fotos de mi álbum.

Apenas una semana después, sin imaginar nunca que esa idea absurda pudiera servir para algo, la vida me daría una vez más una de sus muchas piezas.

* * *

Volviendo a las rutinas diarias, ya no recordaba ese breve arreglo con Ananías, hasta que, en medio del silencio de una tarde común, como tantas otras, sonó el teléfono.

Afirmando que llamaba desde la oficina de *G-magazine*, Humberto iría sin rodeos. En primer lugar, me confió que a todos los miembros de su equipo les había gustado mucho mi material fotográfico, además de rellenar el perfil requerido por ellos. Luego me explicó los procedimientos, en el caso de que aceptara salir en la revista. Pronto, enviarían a un fotógrafo para algunas fotos "con menos ropa". Para que me analizaran entero, antes de que firmáramos el contrato.

Asustado, en ese momento, me hacían falta los rodeos de Ananías en nuestro primer diálogo, Humberto era demasiado objetivo. Y lo dijo con mucha naturalidad:

- Ahora depende de ti si aceptas o no posar desnudo.

Como si la idea de salir sin ropa en una revista fuera algo sencillo de asimilar. Pasaban rápidas películas en mi cabeza sobre las críticas, los prejuicios, la reacción de familiares y amigos cercanos.

Una vez más, mi agitación me ponía disperso. Simplemente había olvidado hacer la pregunta principal: ¿cuál sería mi pago? ¿Cuánto me pagarían por ese tipo de trabajo?

Antes de colgar, Humberto dejó sus contactos y se despidió, diciendo que volvería a llamar dentro de poco.

Perplejo, colgué el teléfono sin creer lo que estaba pasando. Y pensé que tardaría unos días en pensarlo.

Esa propuesta despertó la agonía dentro de mí y, dejándome dominar por mi propio **DDA**, no tardé en digerirla.

Al principio, recordé lo que dije una y otra vez mientras esperábamos ansiosamente que las cosas se hicieran realidad: *"Ten paciencia y trata de relajarte un poco. Cuando menos te lo esperas, las cosas simplemente ocurren"*. Aunque me irritaba profundamente cada vez que me lo repetían, hoy no lo discuto. Esperaba todo en esos días, excepto esa sorprendente llamada telefónica.

Perdiéndome en sueños entusiastas, soñaba despierto de nuevo. Combinando inmediatamente la ropa que me pondría para las muchas fiestas a las que me invitarían. Estaba delirando ensayando de antemano las respuestas que daría en las entrevistas. O la mejor manera de firmar los autógrafos solicitados, después de la fama de las telenovelas que sin duda haría.

Soñador como siempre, mi amigo **DDA** me hizo creer que haríamos millones, como dirían por allí.

Y, con toda la prisa es inconsciente, ya quería comprar un coche cero kilómetros, justificándome:

- ¿Qué impresión daría un hombre a pie o en autobús las portadas de una revista?

Aunque el lado racional (MARCUS) haya logrado contener su primer impulso, no he podido evitar el segundo. Dos días después del primer contacto de la revista,

DEMINCO decidió volver a llamar, afirmando que aceptaría hacer la sesión fotográfica.

Ante mi pequeño equilibrio, tratando de explicarme que lo sabio sería esperar algún tiempo antes de aceptar tomar tales fotos, mi amigo **DDA** no podía soportar esperar.

En el primer intento, Humberto estaba ocupado, en medio de una reunión de pauta, como dijo su secretaria. Cortésmente, incluso se encargó de anotar mi teléfono, diciendo que él llamaría después.

Ansioso y tratando de disipar mi impaciencia mientras esperaba que devolviera la llamada, empecé a preguntarme sobre lo que estarían hablando en esa reunión. Posiblemente, ellos estarían decidiendo cuándo se tomarían mis fotos, el lugar, el paisaje y el valor que me propondrían. Una vez más, los números eran altos en mi cabeza. Una vez más, delirando sobre el color, tipo y modelo del vehículo que iba a comprar, recordé: esto no sería posible hasta que se aseguraran de mi decisión. Por eso me apresuraba a decir que sí.

En ese pequeño intervalo, antes de volver a llamarlo, la coherencia volvió a pelearse dentro de mí.

Por un lado, mi impulsividad gritó e inmediatamente quise aceptarla. Por otro lado, el sentido común me enseñó que si no ponía ningún obstáculo por estar desnudo en la revista, Humberto me encontraría demasiado dispuesto y probablemente pagaría cualquier limosna a un tipo tan fácil. Regido por tales argumentos, logré contenerme durante el resto de la tarde.

A la mañana siguiente, el impulso golpeaba más fuerte dentro de mí. Y mi **DDA** estaba marcando rápidamente los números de teléfono de la oficina de la revista.

Pensé que sería mi día de suerte cuando fuera atendido por el mismo Humberto. Así que no pude contener mi alegría y di un saludo radiante:

- ¡Alooooooooooo!

Seguido de saludos entusiastas:

- ¿Cómo estás? ¿Todo bien?

Antes de confirmar mi decisión, sentí en el tono frío que algo no funcionaría de la manera en que lo idealizaba. No es que fuera grosero. Pero esa manera áspera era totalmente contraria al glamour con el que imaginaba me tratarían. Después de todo, yo sería la futura portada de *G-magazine,* ¿no?

¡No! Nadie, aparte de mi **DDA**, había dicho exactamente lo que haríamos. Pronto, perdí el terreno que había pisado mientras escuchaba a Humberto, explicándomelo:

- En la revista, además del artista principal que hace la portada, hay una sesión interna con otra persona.

Mi euforia fue disminuyendo poco a poco, entendiendo que entre líneas estaba claro que yo sería la otra persona. La segunda opción.

Abatido, me despedí una vez más olvidando preguntar por el pago de tales fotos. En ese momento, nada más me interesaba.

Experimenté sensaciones desagradables durante el resto del día. Primero, la impotencia, viéndome como un mero adjunto, mientras que otro sería el punto culminante. Luego la revuelta personal con mí **DDA** y la manía tonta de soñar despierto, anticipándome a los hechos y creando un mundo diferente del real.

Tenía un miedo limitado de cómo reaccionaría Humberto ante la negativa. Probablemente me consideraría arrogante y no volvería a ser invitado. No sería fácil convencer a mi **DDA** de que aceptara ser solo un extra. Temiendo que el equipo de la revista renunciara a la propuesta, debatí con mi amigo invisible.

- ¿No crees que sería mejor que lo aceptáramos pronto? Quizá sea más oportuno.

- ¿Y quién dice que soy un débil oportunista? ¡Me gustan los retos, MARCUS!

En ese momento, **DEMINCO** parecía más decidido que nunca, lo quería todo. La invitación a una simple sesión interna le pareció audaz. Y continuó:

- Nos aseguraremos de que no nos olviden. Se nos ocurrirá algo que nos hará más conocidos. Así que nos invitarán a la portada, nada menos que a la portada.

Increíble, pero una fuerza brotaba dentro de mí, superponiéndose a la apatía. Y ante esa decepción, mi amigo **DDA** no se rendiría.

* * *

Meses después, me encontré en el vestuario de aquel pequeño gimnasio. Todavía mirando con cuidado para asegurarme de que no había nadie más cuando él volteó de repente...

Estaba en el aire, perdido frente a ese crítico del espejo, midiendo rigurosamente cada nuevo tono muscular logrado por muchos años de fisicoculturismo. Despreocupado, también me había quitado parte de la ropa, lo que me permitió reparar en detalle toda la plástica de mi cuerpo.

Analizando la simetría entre las definiciones de los músculos de mis piernas hasta la altura de los hombros, todavía me molestaba una pequeña grasa localizada en la parte inferior de mi abdomen. Y, en el instante en que inspiré gran cantidad de aire, haciendo fuerza para marchitar el vientre, me llevé un susto enorme.

Vi una sombra o una sombra que pasa rápidamente. Asustado, sin saber quién pudo haber sido, me repongo rápidamente.

Tímidamente, creo, casi sin pruebas, de la posibilidad de haber sido visto, haciendo esas poses.

Seguramente pensarían que soy un loco narcisista.

Debidamente vestido, me volteo hacia mi cara frente al mismo espejo y allí estaba él, irónicamente, mirándome. Mi propio **DDA**.

¿Qué quería mi amigo invisible ahora que todo iba bien en mi vida? Finalmente, pude vivir "normalmente", siguiendo horarios, reglas y todo lo que la mayoría de la gente hace sin demasiadas dificultades.

No podía mentir ante la misma imagen reflejada en el espejo: todavía me faltaba algo.

Ya no gozaba de plena felicidad y la nueva rutina metódica funcionaba como un disfraz. No me gustaba la idea de tener una vida ordinaria y predecible sin mucha emoción. Por lo tanto, a través de mi subconsciente, hice posible que **DEMINCO** apareciera de nuevo.

Conociendo sus trucos, trato de desviarme de la forma en que me miraba, iniciando un diálogo más superficial. Le muestro la satisfacción con mi estética:

Al mismo tiempo, contraigo mis brazos para que pueda ver el aumento perceptible en el volumen de mis bíceps. Gesticulando con la cabeza, como si dijera "no hay manera de que…", responde con cierto desdén:

- Sí, el cuerpo está genial, pero ¿y qué? Te has vuelto tan común, ¿no crees? Sabía que estaba escondiendo una idea. Entonces le respondí rápidamente:

- Estoy de acuerdo. Pero, ¿qué quieres decir con eso?

Para aumentar aún más mi impaciencia, da largas explicaciones:

- Es agradable desfilar como modelo o exponer una gran forma física en las playas y gimnasios. Pero necesitamos algo más grande, una motivación.

Sin poder contener mi curiosidad, le pregunto:

- ¿Qué quieres decir?

Mi prisa, tratando de acelerar el desarrollo de lo que realmente quería, desalentaría su prolijidad. Así que continuó:

- Basta con notar cuántos "maromeros" hay por ahí, con sus camisas apretadas. Ya no podemos aceptar ser uno de ellos.

Temeroso del plan que se estaba elaborando detrás de esa mirada entusiasta, dejé fluir mi monólogo:

- Tuviste un pequeño trauma en tu infancia cuando todos te llamaban gordito, ¿verdad?

- Sí.

- Y, de hecho, ya fue superado, ¿no?

—Totalmente.

- También entraste en una gimnasio por un amigo que solo hablaba de fisicoculturismo, cuerpos perfectos o cosas así, ¿recuerdas?

- Perfectamente.

- Hoy podemos decir fácilmente que eres más fuerte que él, ¿no?

- ¡Es verdad!

- ¡Bueno! Habiendo pasado por todo esto, no necesitamos probar nada más a nadie. Ahora tenemos que demostrarnos a nosotros mismos lo que somos capaces de hacer y hasta dónde podemos llegar.

DEMINCO sabía que, en el fondo, seguía habiendo insatisfacción por haber sido invitado solo a la sesión fotográfica interna. Y, poco a poco, empieza a instigar mi ego:

- Puedes engañar a todos, excepto a tú propia sombra. ¿Realmente has olvidado la portada de *G- magazine*?

Y siguió desafiándome:

- Después de todo, ¿en qué decepción dejaste anclado nuestro eterno espíritu aventurero? Mi amigo **DDA** volvía a aumentar mi normalidad. Y otra idea increíble surgió de él:

- Vamos a disputar un campeonato de fisicoculturismo. Cuando ganemos el campeonato, tendremos una historia diferente para contarle al equipo de la revista, además de una emoción más para vivir. ¿Qué me dices?

Confieso que todo eso me pareció imposible desde el principio. Pero, viendo el optimismo de mi **DDA**, imaginándome ganando el campeonato, pregunté tímidamente:

- No sé **DEMINCO**, los chicos parecen mucho más fuertes que yo, ¿qué crees?

Me dijo, entonces, algo que nunca a olvidé:

- Nadie puede volver de donde nunca ha estado. No se pierde una competición antes de competir.

Y recuerdo, cuando encuentro obstáculos en mi vida diaria, sus palabras:

- ¿Sabes, MARCUS? Aceptas pasivamente la imposición disfrazada que hace la sociedad para que todos seamos iguales. El mundo evalúa esporádicamente nuestra capacidad en forma de adversidades. Si caemos en tales trampas, aceptaremos ser uno más. Tenemos que ser audaces y desentrañar todo lo que hay detrás de cada dificultad, de lo contrario permaneceremos estancados donde siempre hemos estado. Sin discusiones, fui infectado por esa energía. En ese momento, todo se hizo posible.

Al darme cuenta de que alguien más estaba entrando en el vestuario en ese momento, discretamente guiñé un ojo a mi imagen, que me miró al espejo, demostrando que había aceptado ese desafío.

* * *

Una noche de junio, no pude acompañar a la familia a la fiesta de cumpleaños de un primo que, casualmente, había estado en el día del campeonato de fisicoculturismo.

Acomodado en una silla incómoda de un teatro lleno de gente, estaba observando atentamente para familiarizarme, lo antes posible, con ese nuevo mundo que pasaría a formar parte de un período de mi vida. Aunque enseñaba clases de entrenamiento con pesas diariamente en gimnasios y residencias, era un inexperto y todavía no entendía cómo funcionaban este tipo de competencia.

Primero, descubrí que los atletas estarían divididos en relación con el peso corporal. Luego, debidamente separados en las diferentes categorías, se dirigían en líneas al palco. Luego realizaban simultáneamente posturas de contracción muscular, requeridas por una especie de juez central. Finalmente, vendrían uno a uno mostrando coreografías individuales que deberían estar sincronizadas con las canciones elegidas por cada uno de ellos.

Vi cómo las pequeñas cosas marcaban la diferencia en una disputa de esta naturaleza. Viendo la victoria de un participante solo porque tenía pantorrillas más grandes que las de su oponente, mi inseguridad renació ante posibles críticas. Me imaginaba, en ese momento, a todo el mundo dentro, riéndose de la finura de mis piernas, hasta entonces, totalmente asimétricas en relación a mi pecho.

Atrapados, vinieron los pensamientos involuntarios de derrota, frente a los atletas que posiblemente competirían conmigo (hasta 75 kg), incluso más fuertes de lo que había deducido.

Si me intimidaba esa situación de estar expuesto, cubierto solo por una ridícula micro-tanga, y ser juzgado milimétricamente por cinco personas extrañas, desde otro ángulo, también había algo de emoción. Ese ruido dentro del pequeño teatro, los exaltados gritos de estudiantes, familiares y amigos animando a uno de tantos competidores, comenzaron a excitarme.

Pronto, los ruidos que empecé a oír de mi nombre, al verme a mí mismo, en ese escenario recibiendo el hermoso trofeo del primer lugar, serían infinitamente mayores que los otros intentos personales de anulación. Y, en ese sentido de entusiasmo, me entregué al campeonato. Decidido a competir, ni siquiera la cómica "tanga" de uso obligatorio, me desanimaría.

* * *

Regreso a mi casa aún emocionado. Y ese viernes por la noche, compulsivamente llamo a muchos conocidos, buscando información sobre el gimnasio más apropiada para mi nuevo desafío.

Entre los nombres sugeridos, uno de ellos, en el que entrenaban a los mejores atletas de musculación, sería el más apropiado. Aunque era el más alejado de mi casa, no tardé mucho en inscribirme.

Compartiendo un antiguo edificio con un cursito pre-universitario había dos formas de acceder al interior de la sala de pesas. Un acceso era a través de un ascensor que se estropeaba rutinariamente y, subiendo por él, llegábamos a la recepción. Otra, entrábamos por detrás, subiendo dos pisos en una estrecha escalera hasta la vieja puerta de madera, chocando, incluso inadvertidamente, con los estudiantes o los malvivientes que también la frecuentaban.

En los primeros días, vi un entorno arcaico, al contrario de todas las academias en las que había estado. En medio de tantos aparatos oxidados y una alfombra cubierta de polvo, me sorprendió la ausencia de música en ese tipo de ambiente. Sin sonido, el único ruido era el chasquido de las pesas, cuando las arandelas se golpeaban entre sí, o incluso un grito de algún tipo haciendo fuerza sobrehumana para levantar cargas abundantes.

Al principio, ni siquiera el largo viaje de una hora dentro del autobús para llegar al centro de la ciudad podría desanimarme. Aunque era agotador, en el camino, recargué mis fuerzas. En la ventana, regateaba el cansancio y el desánimo, perdiéndome en medio del paisaje, soñando con el día en que por fin pudiera alardear ese trofeo de primer lugar. Entonces, sí, un campeón de fisicoculturismo, sin duda, sería invitado a hacer la portada de la revista.

Poco a poco, en ese rústico gimnasio, empecé a adquirir mayores conocimientos sobre fisiología, alimentación y endocrinología. Descubrí cómo conciliar la ingesta de alimentos con la secreción hormonal de una manera útil y cuál sería el mejor momento para ingerir carbohidratos y proteínas, además de aprender la verdadera importancia de las grasas en las dietas. También traduciría el significado literal de lo que los culturistas llaman "*off season*" y "*precontest*". "Off" es la fase en la que los atletas pueden comer de todo. Se hinchan, se retienen y engordan más. En este proceso, lo que importa es el aumento significativo de peso. Cerca de las competiciones hacen el "*pre*". Son dietas estrictas, con el cuidado de eliminar el mayor índice de grasa corporal, tratando de mantener la mayor cantidad de masa magra (músculo).

Aunque muchos afirmaron, en ese momento, que ya tenía una gran forma física, sabía que, para una competición, todavía dejaba mucho que desear. Consciente de que necesitaba aumentar de peso inmediatamente, hice mi primer "*off*". Empecé a comer de todo, despreocupado con la cantidad calórica o el índice glucémico de los alimentos. No me tomó mucho tiempo engordar diez kilos.

Sería imposible, también, en medio de esos tipos exageradamente fuertes no elevar gradualmente la carga de mis entrenamientos. Entrenando más intensamente, me sorprendieron los mareos y los vómitos involuntarios después de ejercicios agotadores en los músculos de mis piernas. En esos días, cuando regresé a casa, la pantorrilla me dolía tanto que apenas podía subir los únicos tres escalones del autobús.

Pero fue en los polémicos debates en el vestuario donde se dijo todo. Comencé a presenciar conversaciones abiertas esporádicas sobre "bombas". A menudo vi ampollas de *winstroll, testex, deca, primobolan,* y otros esteroides anabólicos pasar de mano en mano. Y no sería raro, ahí dentro, encontrar jeringas desechables tiradas en la papelera o incluso presenciar a una persona irresponsable aplicando sustancias en el brazo de otra persona.

Si mi curiosidad latente no me moviera a investigar los riesgos de usarlos, sería irresistible no haber tomado algún tipo de hormona o dejarme engañar fácilmente por las explicaciones sobre los beneficios, porque los que vendían solo exaltaban las ventajas de tales "drogas".

Si, por un lado, escuché apologías en el discurso de algunos que decían no tener problemas en la administración de estos fármacos, por otro lado, los "bomberos" estaban expuestos a hematomas diseminados por todo el cuerpo, la ginecomastia (agrandamiento de la glándula mamaria), por no hablar de los casos de los que desaparecieron repentinamente del gimnasio debido a algún problema de salud.

Normalmente, me daba vergüenza ir al baño y compartir un espejo con unos tipos más fuertes que yo que, durante varias ocasiones, salieron del gimnasio para orinar en un centro comercial cercano.

Un día, tenía tanta prisa porque había surgido una cita muy importante y probablemente llegaría tarde, si pasaba por casa a arreglarme, después de terminar los ejercicios, me cambié de ropa allí mismo. Desatento, mientras hacía fuerza, frotaba mis manos en el fregadero, tratando de quitar el óxido que se había enredado en mis callos, me encontré a Adamastor. Ya nos conocíamos, pero aun así mantuvimos un contacto superficial. Intercambiamos rápidas palabras en cursos, congresos o eventos de educación física.

Además de *Personal Trainer* certificado, Adamastor tenía dos grandes cualidades que se mostraban más allá de la aparente montaña de músculos. Tenía una simplicidad única que era aún más evidente, cuando descubrí que detrás de ese excelente profesional, también había una vasta experiencia como atleta de fisicoculturismo, de la que nunca se jactó. Ya había ganado innumerables competiciones locales y regionales e incluso había sido subcampeón en Brasil.

Al contrario de mi propio comportamiento, admiré su calma y paciencia. Nada ni nadie podría sacudir su permanente serenidad.

Mientras hablábamos y para conocer su opinión, confié en que tenía la intención de competir. Adamastor no solo me animó verbalmente, sino que también se ofreció humildemente a guiarme en lo que era necesario.

Aunque su único tiempo disponible para hacer ejercicio era el pésimo horario de medio día, traté de cambiar mi rutina y reconciliar mi entrenamiento diario con el suyo.

Siguiendo sus consejos, mejoré la práctica de mis ejercicios, sustituí algunos aparatos por otros más ventajosos y cambié el tipo de complemento alimenticio que tomaba.

También me dijo que, muchas veces, el atleta perdía una competencia solo por no saber cómo exponer el músculo. Pronto, en días alternos, empezamos a entrenar con poses frente al espejo. Y, con su interminable calma, me corrigió hasta que aprendí todo con precisión.

Escribiendo hoy y recordando ese sacrificio, no sé cómo pude hacerlo. Además del agotador entrenamiento diario y el agotador autobús al centro de la ciudad, trabajé como *Personal Trainer* el resto del tiempo disponible. Aunque gané de cada estudiante menos de lo que merecía, compilé algunas divertidas historias.

En una ocasión, Elisa me buscó indignada. Ella entrenaba al mismo tiempo que su prometido Raí. Aparentemente, tenían una buena relación. Por lo que recuerdo, habían estado saliendo por más de ocho años.

Lo que me intrigaba era que, aunque había estado haciendo ejercicio durante meses, Elisa no perdió ni un kilo, mientras que él estaba visiblemente mejor. Resulta que Raí, además de ser muy disciplinado en su entrenamiento, mantenía una dieta equilibrada. Y cada vez que estábamos solos, me decía en secreto que Elisa odiaba las dietas y que, los fines de semana, abusaba de las golosinas.

Meses después, por razones personales, ambos dejaron de entrenar conmigo. Un día Elisa vino a buscarme de nuevo. Enojada por teléfono, me culpa por el final del compromiso, diciendo: "cuando Raí se hizo más bello, me dejó de lado". En su momento, acepté los reclamos, pero contra los hechos no hay argumentos.

Dinei se dirigió tímidamente a mí el día de pago diciendo:

- Profesor, quiero pagarle más de lo acordado.

Ese fue, sin duda, el día en que gané más dinero como *Personal Trainer*. Sin embargo, este poco dinero sumado al de un grupo de once estudiantes se destinaría estrictamente a pagar mis gastos con el gimnasio, los complementos alimenticios y la comida cara de la época. No tenía suficiente cambio para deshacerme de ese pantalón de sudadera desgarrado y de una zapatilla de diseñador falsificada.

Mi cansancio físico se hizo tan grande que, en los últimos días de la semana, no podía subir al gimnasio sin antes tomar una taza de café con algún ambulante.

Aunque exhausto, a veces exudaba un optimismo reconfortante. Llevé mil deseos secuenciados. Primero ganaría el concurso, luego me invitarían a hacer la portada de *G-magazine*. Y con el dinero que obtendría de ellos, finalmente compraría mi auto nuevo.

Un día, irritado por la espera pasiva de que todo sucediera en ese orden, mi **DDA** aparece como una flecha, rompiendo esa rutina y anticipando todo, impaciente, por desvelar la posición de la revista después de saber que había ganado la competencia de fisicoculturismo.

Confiado en que esto mejoraría las negociaciones y aun así valoraría mi pago, **DEMINCO** decide meses antes del campeonato llamar a Humberto mintiendo. Afirmando haber ganado el concurso. Sin embargo, tendría que esperar al final de otra "reunión de pauta" y creer que devolvería la llamada como había dicho su secretaria.

Por tener menos tiempo ocioso en ese momento, ocupado con el entrenamiento y el trabajo, no tuve dificultad para controlarme y no volver a llamar. Pero para mí tristeza, al día siguiente el desdén de Humberto fue aún mayor. Después de llamarlo, esperanzado, no se molestó en contestar. Simplemente escuché de otra persona que había contestado el teléfono:

- Humberto está ocupado. ¿Pero me pide que te pregunte qué es lo que quieres?

Mi **DDA** respira hondo y logra ocultar su deseo, en ese momento, de enviar a Humberto a la mierda y dice:

- Tengo noticias y son de su interés. - Eso fue suficiente para convencerlo de que tomara mi llamada.

Esta vez parecía menos seco y, de una manera emocionante, dice:

- ¡Y entonces, MARCUS! ¿Qué es lo que tienes?

Como si creyera que mandaría algo y seguro de que tenía una gran carta en las manos, empecé a desafiarlo:

- Me invitaste a hacer una sesión interna ,¿no?

Mostrando cierto interés, estuvo de acuerdo con los oídos atentos:

- ¡Si!

Engañado de que cambiaría de opinión inmediatamente, digo fanfarroneando:

- Ayer fui el campeón bahiano de fisicoculturismo.

Humberto sintió mi interés. Y fue suficiente para empezar su discurso: "Mira, MARCUS..." para que mi **DDA** volviera a percibir que algo no funcionaría como lo había fantaseado en su mundo.

Estaba dejando claro que, incluso con ese logro, sería insignificante justificarme ante sus lectores como motivo de portada, pero mantuvo la propuesta para la sesión secundaria.

El suelo se abrió de nuevo y me sumergí en un profundo abismo de tristeza. Desorientado, estaba enojado por mi propio comportamiento a lo largo de mi vida. Una vez más, perdí un tiempo precioso por poner tanta esperanza en simples delirios. Necesitaba crecer y enfrentarme a las demandas sociales que había dejado en segundo plano. No podía seguir siendo un niño soñador eterno.

En represalia con mi propio **DDA**, me esforcé por ser durante días "una persona ordinaria". Era difícil permanecer con esa nueva personalidad que había ocultado. Me mantuve más serio, responsable, y no estaba reacio a aceptar ser uno más. Me establecí por un tiempo con lo poco que tenía y podé algunas ambiciones involuntarias que surgieron.

Aún en un repentino gesto de limitarme, pensé en renunciar al campeonato. Después de todo, me había fijado esa meta solo para la portada de la revista. Ahora que sabíamos el resultado, nada más justificaría que nos quedáramos en eso. Debía rendirme.

Parece extraño decirlo, pero, varias veces, me gustó ese sufrimiento. Sabía que pronto algo brotaría dentro de mí que me elevaría y me haría superar las sensaciones de la derrota. Y salió de la nada, esa furia de mi **DDA**:

- No te vas a rendir ahora, ¿verdad? ¡No puedes! Ya llegaste hasta aquí. Mi lado MARCUS lo justificó:

- Acepté, sí, este desafío propuesto por ti, pero solo por la revista. Ahora no veo ninguna otra razón…

Tampoco **DEMINCO** se desanimó, y después de convencerme de que continuara entrenando para la competición, pensó otro plan:

- Veamos, sobre la **G-Magazine**... Están acostumbrados a invitar a celebridades, ¿verdad? Mi negativismo dice, reafirmando:

- ¡Por supuesto! Y no lo somos.

Mi **DDA**, que resurgió de esa depresión efímera, continúa:

- ¡No lo somos porque no queremos! ¿Sabes, MARCUS? Somos todo lo que queremos ser de verdad. Y si ahora necesitamos ser una celebridad, lo seremos.

Mi desánimo me enmudeció, pero mi ambición seguía siendo implacable:

- Nuestro contacto con Humberto es muy aficionado e informal. Lo que realmente necesitamos es incrementarlo todo.

Sin entender nada en absoluto, MARCUS hace preguntas intrigantes:

DEMINCO, entonces, asume su parte de la culpa:

- Además de ser prolijo, soy demasiado flexible.

Entonces lo justifica:

- Si de esta manera nada sale bien, llamaremos a otra persona para que interceda.

Y para formalizar nuestra comunicación con Humberto, tres días después mi novia llama a la oficina:

- ¡Alo! Por favor, ¿está el Sr. Humberto?

Y escucha esa justificación rutinaria. Humberto estaba en la tradicional "reunión de pauta". Sin embargo, ya habíamos obtenido todas las respuestas posibles. Y, sin perder tiempo, Clara deja un mensaje a la secretaria misma:

- Es la agente del modelo MARCUS **DEMINCO**. Por favor, tome nota de mi número. Y cualquier asunto relacionado con ello, de ahora en adelante, debe ser tratado primero conmigo.

Dentro de este nuevo plan, todos los trabajos de moda, por muy simples que sean, serán informados a la revista siempre de una forma más glamorosa. Y por email, cartas o llamadas telefónicas transformaríamos los meros desfiles en los más grandes de todos los ya realizados.

* * *

Estaba cada vez más comprometido con el entrenamiento, dirigidos a la competición. Clara siguió siendo una agente y mantuvo contactos esporádicos con el equipo de la revista. Humberto, por su parte, se mantuvo irreductible, sin considerar nuevas posibilidades, además de esa estrecha invitación a las fotos internas. Pero todo cambiaría, y esos sabios dichos tendrían sentido: "**... Cuando menos te lo esperas, las cosas simplemente pasan**".

Cerca del carnaval, Ananías me busca de nuevo. Su agencia había sido contratada para la producción de la cantante Margareth Menezes. En una semana se haría una selección de cuatro modelos que desfilarían pintados encima del trio eléctrico, vestidos como Dioses Griegos.

Incluso viendo la posibilidad que se abría en ese momento, una cosa podía dificultarlo todo. Tenía sobrepeso. En ese proceso de "*off season*", mi abdomen ya no presentaba ninguna definición. Y lo que sería genial para el campeonato, fue desastroso para una selección de modelos.

Mi **DDA** me hace tener otra manía incontrolable, la de querer abrazar al mundo entero y hacer todo al mismo tiempo, visualizar en el evento el combustible que necesitaba para volver a soñar con la portada de *G-magazine*, me hace confirmar con Ananías mi presencia en la entrevista.

Teniendo siete días para perder unos cuantos kilos, fue llevado por una prisa insensata. Compré una caja de un poderoso diurético y comencé a tomar dos tabletas diarias, asociadas con una dieta cetogénica, alimentando solo por proteína. Así que, con cero consumo de carbohidratos, empecé a retener menos líquidos. Intensifiqué mis ejercicios aeróbicos haciendo cintas de correr, carreras y bicicletas estáticas, incluso sabiendo que todo esto podría comprometer mi salud.

En esos días, y en medio de esa prisa, experimenté secretamente una gran incomodidad. Me sentía culpable por haber ido una sola vez a visitar a mi tío Fernando en el hospital. Aunque me sentía egoísta, preocupado por cosas insignificantes, mientras mi tío luchaba por sobrevivir, traté de no compartir ese drama con mi familia y seguí adelante con mi meta.

El día de la elección de los cuatro modelos, estaba más delgado, con cinco kilos menos, en medio de una multitud. Al final de una larga fila, todavía podía ver una puerta más allá de donde los otros candidatos entraban uno por uno para la evaluación.

Después de horas de tensa espera, busco la confianza en mí mismo, observando a mí alrededor a aquellos que estéticamente escaparon del perfil propuesto para el evento. Siento la inseguridad pertinente que me pone a prueba. Parece extraño, pero cuando estoy preparado para algo, creo ciegamente que los demás pueden ser mejores. Mientras la línea caminaba, sentí que difícilmente sería elegido. Pronto, me siento totalmente incrédulo, lo que me hace pensar con convicción: "siempre hay cartas marcadas en esas elecciones".

Intenté distraerme escuchando atentamente los comentarios de los que ya se habían enfrentado a la entrevista. Uno salió a hacer expresiones de descontento, mientras se quejaba de no aceptar la participación debido al tipo de disfraz que se usaría. Otro se negó por el pago ofrecido, encontrándolo poco, frente a tal exposición. Y otras posibles excusas para ocultar sus limitaciones.

Al entrar en la sala, me paré ante las tres mujeres responsables de la elección. Por supuesto, mi vida académica o mis experiencias profesionales no importarían para ese tipo de trabajo. Respondo a un principal cuestionario muy breve. Una de ellas resultó era la responsable. Mónica dio las órdenes, mientras que las demás tomaron nota de sus peticiones. Sin ceremonia, también me pidió que me quitara los pantalones y la camisa, lo que me permitió ser juzgado cuidadosamente de pies a cabeza.

Luego sacan algo de una caja. Desde donde estaba no podía ver exactamente lo que era. Pero para mí, fue suficiente escuchar ese tono suave y una petición delicada:

- ¿Puedes ponerte eso, por favor?

Para asegurarme de que nada en la vida es tan simple como parece, vi, en sus manos, por primera vez, un "tapa sexo". No podía controlar mis cejas que saltaban involuntariamente y, con ellas, una expresión facial de sorpresa que me cuestionaba: ¿saldría en el circuito Barra/Ondina sobre un trío eléctrico, pintado de plata y con el culo al aire libre?

En silencio, concluía mi cara: esto sería más ridículo que las mini-tangas de las competiciones de fisicoculturismo. Bien por aquel tipo de la fila que se negó por su disfraz, y pensé que era una excusa.

Una vez más, sufriría de nuevo por adelantado si esta vez no utilizara el recurso de pensar en la compensación y en lo que vendría: la portada de la revista y mi coche cero kilómetros. Respiré hondo y traté de dejárselo a Dios para que me lo diera. Si yo fuera el elegido, me preocuparía por ese "tapa sexo".

Estaba feliz y tenso al mismo tiempo cuando me llamaron al día siguiente y me dijeron que había sido seleccionado. En primer lugar, no sabía exactamente cómo iba a repercutir ese trabajo, ni cómo verían las otras personas ese extraño conjunto. Y lo más importante: ¿Humberto entendería ahora que MARCUS **DEMINCO** nunca sería un extra?

El primer día de carnaval, me desperté recibiendo la triste noticia de la muerte de mi tío. Pensé, por un momento, renunciar a todo. Después de todo, podría parecer negligente. Mi tío muere y yo salgo pintado sobre un trío eléctrico, como si nada hubiera pasado. No pude renunciar a todos mis planes. Obstinado, no solo dejé de ir a su funeral, sino que tampoco derramé una gota de lágrimas. Simplemente fui a hacer ese trabajo.

En el hotel de la derecha, al inicio de la ruta Barra-Ondina, se suponía que los cuatro modelos elegidos llegarían antes. Fueron más de tres horas en el camerino, siendo pintados con un pincel por un artista. Luego, una especie de *Glitter* o escarcha fue vertida sobre nuestros cuerpos.

Tratando de disminuir la ansiedad colectiva, mientras esperábamos la salida del trío, empezamos a reírnos de nosotros mismos ante nuestra embarazosa situación. Todo el mundo estaba preparado, con movimientos limitados para no desdibujar esa pintura pegajosa y, encima, "hilo dental". Todo patético.

Para una mayor relajación, fuimos recibidos por la simpática cantante Margareth Menezes, quien nos presentó a la invitada especial del bloque, Cássia Eller, quien, para nuestra sorpresa, haría una participación ese día.

Afuera, los tríos se alinean y la Barra tomada por una multitud. La prensa, artistas y nuestro nerviosismo que aumentaba con cada salida de un nuevo bloque, cuando alguien finalmente avisa que ha llegado el momento.

Pasar del hotel al trío eléctrico, con el culo cubierto solo de pintura, no fue una de las mejores sensaciones. Incluso protegidos por una escolta policial hasta que subimos al camión, no éramos inmunes a los inolvidables abucheos o a los numerosos gritos ofensivos.

A pesar de todo esto, solo cuando el trío empezó a andar estaba entendiendo la dimensión de la locura que aquel trabajo. De hecho, hay situaciones por las que pasamos en la vida que, más tarde, nos preguntamos por qué nos sometemos a ellas. Y esa fue una de ellas...

Era aterrador el aliento caliente que se levantaba del asfalto debido a la gente que saltaba salvajemente justo debajo de mí. Mi cuerpo expuesto como blanco para el lanzamiento de objetos de los más diversos tipos. Mi vulnerabilidad en la parte superior de esa delgada plataforma de madera, adherida al exterior del vehículo, haciéndonos balancear a cada nuevo movimiento. Los adjetivos o gestos despectivos que gritaban desde el suelo no pasaban desapercibidos, a pesar del ruido ensordecedor de las canciones.

Nada era más inconveniente que las canciones groseras recibidas de muchos actores conocidos. Fue hilarante, si no fuera desagradable, ver a las chicas gritando frenéticamente por algunas de esas personas famosas que compartían el bloque, mientras preferían seguir acosándonos. Y ante todo esto, no podíamos olvidarnos de permanecer inmóviles, como estatuas griegas.

No pude evitarlo cuando, en medio del camino, Cassia Eller soltó su inolvidable voz, cantando *Smells Like Teen Spirit* de Nirvana. Sin ningún parecido con la mujer a la que prejuzgué cuando la conocí en el vestuario, comenzó a desvestirse inesperadamente, mostrando sus pechos sin ninguna vergüenza. Con el micrófono en sus manos estaba doblando una masturbación masculina y finalmente escupía agua de su boca simulando un orgasmo.

Mientras la multitud se contagiaba de su euforia, me di cuenta de la preocupación explícita de los otros músicos, desesperados por asegurarse de que, en ese momento, la prensa seguía transmitiendo en directo.

El largo viaje de aproximadamente cinco horas, sumado a esa mezcla de sensaciones que experimenté, fue suficiente para dejarme exhausto el primer día de carnaval.

La tarde siguiente, todo sería lo mismo si no hubiera sido coaccionado por las ambiciones de mi amigo **DDA**.

Repitiendo el agotador proceso de ser pintado, habiendo ya enfrentado los temibles abucheos y cruzado la barrera de mi "culo al aire", subí al trío con una idea fija: sabía que no tendría las condiciones físicas para continuar durante tres días más repitiendo todo eso. Mi cansancio se reflejaba en las ampollas de las plantas de mis pies, por las largas horas de exposición en la misma posición.

Decidido, mi amigo invisible decide contratar a un fotógrafo para que me tome fotos. De esa forma, reuniríamos un gran material para enviar a la revista.

Desde arriba, uno de ellos me llamó la atención. Aunque soy un inexperto en fotografía, aparentemente ese encarnaba el prototipo de un profesional experimentado. Además de usar un chaleco y gorra personalizados, usaba el equipo fotográfico más grande. Instintivamente esta fue mi elección.

Viendo que estaba trabajando en el propio bloque, le hice señales mencionándole que quería decirle algo. Tan pronto como subió para acordar acerca de las fotos, noté que Mónica estaba observando de cerca nuestra actuación. Y como nos vimos obligados a quedarnos quietos, esperé un breve descanso a que se distrajera.

Discretamente, le digo mi propósito:

- Necesito que me saques muchas fotos.

Dándose cuenta de que estaba bajo vigilancia y no podía proseguir, guiñó y me aseguró que podía permanecer tranquilo.

Sucede que si tuviera que interpretar una estatua, tendría que permanecer en silencio, pero mi **DDA** no solo hablaba impulsivamente, sino que permitía, una vez más, la agonía de hacerme olvidar lo más importante. ¿Y ahora qué? ¿Cómo encontraría al fotógrafo sin su naturaleza de visitante? ¿Sin saber su nombre? ¿Y cuánto cobraría por las fotos con esa cámara de otro planeta?

Mi única distracción hasta el final de la ruta fue cazar al fotógrafo. En medio de tantos *flashes*, ninguno fue disparado por él y, desolado, vuelvo a casa.

Peor que ese lento proceso de ser pintado, fue el intento fallido de quitarme la pintura. No había forma de eliminarla por completo. Entendiendo que tendría que pasar por todo eso, al menos una vez más, me fui a dormir aún pintado.

En el penúltimo día de trabajo, fui uno de los primeros en llegar. Todavía en la entrada del hotel, casualmente, conocí al fotógrafo. Mi felicidad ni siquiera tuvo tiempo de ocultarse, porque se justificó rápidamente:

- Amigo, ayer me olvidé de ti.

En ese breve momento, comprendí que yo era solo un extra en medio de tantas celebridades que desfilan allí. Y se hizo más y más latente dentro de mí que no volvería a jugar ese papel. Luego, no podría aceptar simplemente el segundo ensayo fotográfico de la revista.

De nada valió la pena asegurarme que esto no volvería a suceder, ni garantizar que esta vez no se olvidaría de tomar las fotos. A ese tipo, definitivamente, no lo contrataría. Sin embargo, para no perder más tiempo, fingí creer en sus palabras incrédulas y le hice creer que yo pagaría, si tal vez cumplía su promesa. Después de todo, esta vez, el interés cambió de bando y fue él quien se olvidó de pedir mi tarjeta.

Más "en sintonía", cambio mi estrategia. Antes de subirme al trío, busqué al fotógrafo más sencillo. Llevando una cámara más pequeña, invertí en el más humilde mi labia para asegurarme de que hiciera lo que le pedí:

- Necesito que me tomes muchas fotos desde diferentes ángulos. Asegúrate de hacerlo hoy porque será mi último día de trabajo. Y pagaré lo que sea por estas fotos.

Él sería críptico en sus ojos y sentí que lo haría todo bien. Ah, tampoco dejé de guardar su tarjeta con cuidado.

En el camino, desde mi posición estática, pude seguir a ese tipo siguiéndome y disparando *flashes* en mi dirección. Entre una foto y otra, me sorprendió un vaso de agua que, tirado por una persona infeliz, explotó en mi pierna derecha. Como el fotógrafo había tomado una nueva dirección y no tenía nada más que hacer allí, empecé a fingir que estaba sufriendo mucho debido al objeto lanzado. En una revuelta verbal, culpo a la seguridad del bloque, reforzando mi interpretación. Cojeando, dejé la frágil plataforma de madera con aire de indignación y no volví a mi papel hasta el final del camino.

Dentro del trío, finalmente disfruté del carnaval. Aunque simulé dolor, en mi interior gozaba de plena felicidad. Lleno de canciones, ofrecí mi conmemoración personal por haber materializado parte de mi plan.

Al final, cuando dejamos el bloque, y éramos acompañados por la escolta policial hasta el coche que nos llevaría de vuelta, me interrumpen los cumplidos del humilde fotógrafo afirmando haber hecho un gran material y el otro, con su cámara espacial, preocupado en dejarme saber también que había hecho el servicio. Yo creía porque, aunque no tenía ningún interés en conservarlo, esta vez, él no se olvidó de dejar su tarjeta personal.

Después de largas horas de dormir con el cuerpo todavía cubierto de pintura, me levanto y llamo a la productora de la cantante Margareth Menezes, diciéndole que había contraído una gripe fuerte y que no podría hacer el trabajo. Mónica demostró comprensión e incluso preocupación, quizás, sintiéndose culpable y responsable por el vaso de agua que yo potencié como algo absurdo.

Después del carnaval la vida volvería prácticamente a la normalidad. Una desolada angustia aún asolaba mi conciencia. A veces soy tan egocéntrico, mientras sigo empecinado en mis metas que ni siquiera miro para otro lado. En otros, soy extremadamente altruista y quiero llevar a cuestas todos los problemas del mundo, así como mi complicidad inarmónica con el tiempo. A veces soy el primero en hablar, pensar o hacer. En otros, llego absolutamente tarde. Con mi camino completamente patas arriba, solo después de que todo esto terminó, lloré en silencio por la muerte de mi tío.

* * *

Consciente de la medida en que todo esto me había afectado y sin renunciar a la idea pertinente del fisicoculturismo, la semana siguiente reorienté mi vida hacia los ejercicios físicos. Ya había perdido mucho peso debido a los diuréticos fuertes y me quedaban tres meses para la competición. Tratando de recuperar el tiempo perdido rápidamente, vuelvo a comer de todo.

Esa cosa dentro de mí, que nunca descansa, junto con mi fórmula futurista de vivir, me hizo huir de la rutina, vagando por ahí en lo que estaba por venir. Necesitaba enviar inmediatamente el nuevo material a *G-magazine*.

Mientras tanto, mi prisa sería dominada por las circunstancias. Aunque no había aprendido a esperar nada, esta vez me quedé solo con esa alternativa. Tendría que esperar pacientemente. Primero, recibiría el dinero por el trabajo del carnaval, y luego podría permitirme comprar las fotos.

Tratando de evitar la impaciencia, desarrollé un plan milagroso: empecé a crear emails con nombres inexistentes, enviándolos sistemáticamente a las direcciones de correo electrónico de algunas personas responsables de la edición de la revista. En estos emails, informaba, de forma exagerada, sobre el éxito de los modelos pintados sobre el trio-eléctrico, destacando siempre a un tal MARCUS **DEMINCO**.

Unos días después, en la agencia de Ananías, mientras recibía el pago, tuve una idea sin pretensiones. Aunque ya tenía la tarjeta personal de André (el humilde fotógrafo) y me comprometí verbalmente con él, dejé que mi curiosidad prevaleciera sobre mi orgullo. Después de todo, no me costaría nada evaluar las fotos del "enmascarado".

Después de describir sus características físicas y el tipo de ropa personalizada que usaba, no fue difícil para Ananías identificar quién sería. Y aunque descubriera que Fábio era un profesional de la prensa y que, por lo tanto, daba prioridad a los artistas, no disminuiría mi pena por haber sido olvidado.

De camino a casa, paso primero por la oficina de André. Habiendo hecho explícita mi necesidad por las fotos, se quedó mirándome fijamente con una mirada encriptada. Aunque me gustó el primer material que vi, no podría aceptar el intento de extorsión.

Me despedí de él diciendo que cambiaría un cheque y volvería al día siguiente. Sin embargo, algunas cosas me intrigaron en ese momento: ¿dónde estaba mi intuición que siempre había sido buena? Había pensado en ese tipo como el mejor solo por el tamaño de la maquinaria que llevaba y me decepcionó.

Mientras que el otro, que creía que era un aficionado, resultó ser un verdadero mercenario. Y me encontré cara a cara con Fábio, que demostró con orgullo las características diferenciadas y las infinitas funciones de su máquina de última generación. Como sé que estas exposiciones sirven como preestreno para justificar un absurdo, seguí creyendo que me costaría un ojo de la cara.

Créanme, mi intuición me estaba traicionando. Con toda esa parafernalia tecnológica y la calidad de sus fotos, sin duda superior a las del humilde fotógrafo, Fábio me hizo la mitad del precio propuesto por André.

* * *

Si incluso antes del campeonato ya había sido campeón de fisicoculturismo y no había tenido ningún efecto, ese nuevo material enviado a la revista sería la última carta.

No esperé tres días. Seleccioné cuidadosamente las mejores fotos. Los adjunté tomando como dirección del remitente a la empresa de Ananías, creyendo así que tendría una mayor formalidad y lo envié con cuidado a Humberto, sin olvidar la tarjeta de contacto de mi "novia agente".

Aunque parecía una eternidad esas dos semanas antes de recibir una posición de la revista, esta vez, el plan funcionaría perfectamente, o casi...

Así como yo extrañaba a Ananías, cuando Humberto me llamó por primera vez, simplemente por su forma directa de hablar, también extrañaba la objetividad de Humberto, cuando fue buscado por João.

Director responsable del cierre de todos los contratos de la revista, João mostraba un trato muy arrogante. Incluso después de sus duros cumplidos, traté de establecer algo más cordial:

- Sí, y entonces, ¿qué te parecieron las fotos del carnaval?

Sin corresponder a mis intentos unilaterales de establecer un diálogo amistoso, João contestó algo suelto:

- Están bien.

Inmediatamente intentó hablar de dinero. Primero, me ofreció una cantidad de dinero absolutamente insignificante, o al menos lejana al coche cero kilómetros que había planeado comprar.

Al darse cuenta de mi decepción con el valor propuesto, trató de engañarme. Afirmó acertadamente que, aunque el pago era bajo, podían surgir muchas oportunidades como resultado de la portada de la revista.

Sabía que tenía una cierta coherencia y realmente creía que pasarían muchas cosas después de la "G", pero traté de valorarme a mí mismo y rebatirlo diciendo:

- ¡Bueno! En cuanto a los negocios, solo debes tratar con mi "agente". Resulta que John tenía una respuesta lista:

- Puedo lidiar perfectamente con ella, sin mayores problemas. Pero dependiendo del acuerdo con ella, es posible que tenga que pasar un porcentaje del pago. Hay empresarios, por ejemplo, que ganan casi (50%) el cincuenta por ciento de sus modelos. Tal vez sería mejor para usted negociar sin intermediarios.

"¿Qué quiso decir? No podía dejar que él tratara directamente con ella porque sería lo mismo para mí, porque Clara era, de hecho, mi novia. Y bastante indiferente, le expliqué:

- En realidad, sería mejor, tienes toda la razón. Pero resulta que tengo un contrato debidamente firmado que hace imposible que me comprometa con algo sin su consentimiento.

Aun así, le pedí algo de tiempo. Le dije que me reuniría con Clara y que lo llamaríamos en unos días. La decepción con el pago propuesto no esconde la felicidad que mostré cuando colgué el teléfono. Después de todo, João había mencionado en todo momento que yo sería la "portada".

Parece increíble cómo la ociosidad nos hace vulnerables. En ese momento, si no hubiera tenido otros sueños, metas u objetivos paralelos, habría cedido fácilmente a esa primera propuesta. Pero esta vez lo haría todo al revés: dejaría la revista parcialmente de lado, enviando solo mensajes anónimos preguntando por el modelo de MARCUS **DEMINCO**, me centraría más en la competencia y esperaría a que las cosas sucedieran.

* * *

La vieja balanza de la academia marcó con precisión mis ochenta y nueve kilos y setecientos gramos. Me quedaban poco más de dos meses para reducir unos quince kilos, alcanzando así el peso necesario para entrar en la categoría media.

Aunque la rigurosa disciplina requerida en esta fase de "*pre-contest*" era algo absolutamente contrario a mi naturalidad, no escatimé esfuerzos por adaptarme.

Con poco tiempo, elaboré nuevas fórmulas que me redireccionarían lo antes posible hacia el camino de regreso a mi meta. Reemplacé algunos ejercicios físicos, priorizando las actividades que consumirían un mayor gasto calórico. Empecé a ingerir complementos alimenticios que aceleraran el metabolismo y me dediqué específicamente a la alimentación. Después de todo, la dieta de un fisicoculturista en vísperas de una competición es una condición *sine qua non* para su excelencia.

Después del primer mes, el cuerpo se correspondía visiblemente con este proceso. La pequeña grasa situada debajo de mi ombligo dio paso a "gajos" firmes y definidos. En la espalda, los músculos aparecían, hasta entonces, ocultos. Los brazos parecían querer saltar con cada contracción. Asombrosas protuberancias musculares nacieron alrededor de las rodillas en las piernas. E incluso con un principio de alergia en las axilas debido a la ausencia de pelo, tampoco huía del patrón, me afeité de los pies a la cabeza.

Mientras estaba cada vez más fascinado con esa transformación, mi sentido crítico me hizo reconocer que todavía no era lo suficientemente excelente para competir. Aun así, decidí aceptar el sabio consejo de Adamastor, quien con vehemencia afirmó lo provechoso que podría ser para mí participar en esa prueba, un mes antes de la competición principal.

Llevando solo una mochila con dos piezas de ropa, algunas de mandioca cocida, un frasco de aceite tipo urucum, y mucha expectativa de aterrizar por la mañana en esa pequeña estación de autobuses de un pueblo del interior.

Desconcertado, sigo atentamente los folletos esparcidos en postes que, con dibujos mapeados, me dirigen al único gimnasio deportivo de la región. Allí es donde se llevará a cabo el evento.

Tímido, saludé a todos los que estaban allí. Después de todo, esta vez los papeles se invertían. Yo, que siempre había sido un espectador, absorbiendo solo el conocimiento superficial de todo, observaba cuidadosamente cómo iba a ir todo. Observaba desde otro ángulo.

Desde adentro, vi una disputa que comenzó con un simple pesaje. Mientras algunos atletas subían la balanza con las caras de pocos amigos, lanzando miradas intimidatorias a sus oponentes, otros, más sociables, trataban de superar su nerviosismo con conversaciones tontas. Una cosa era común: discretamente o no, todos medían cuidadosamente la forma física de sus oponentes.

Por haberse celebrado antes de la competición principal, no alcancé el tiempo necesario para lograr mi peso ideal, no dudé en competir en una categoría superior a la mía. Después de todo, solo imaginé adquirir mis primeras experiencias competitivas.

Cuidando de no marcar el vientre con los pliegues hechos cuando nos sentamos, nos quedamos de pie durante mucho tiempo, en una especie de gimnasio improvisado detrás del escenario. Hicimos movimientos repetitivos con las pesas hasta que las venas resaltaban aún más los músculos. Luego lo esparcimos cuidadosamente ese aceite sobre cada parte del cuerpo.

El "frito en el vientre" de la noche anterior a la disputa y prolongado durante el viaje en autobús al gimnasio, sería insignificante cerca de la euforia sincronizada con el tiempo, a la espera de mi turno.

Arriba experimenté una pérdida parcial del conocimiento. Todo parecía desaparecer de mi vista. El corazón daba la impresión de querer saltar de mi boca, la cual, sin saliva, se atascó entre mis labios, haciéndome respirar profundamente a través de mis fosas nasales. Sabía que había gente mirando, que delante de mí había una mesa con cinco jueces analizándome. Pero era como si estuviera solo en el mundo. Tampoco escuché el nombre de las posturas que el árbitro central requería en el micrófono, mucho menos recordar lo que había ensayado con Adamastor. Instintivamente repetía todo lo que hicieron los otros competidores.

Fui derrotado por mi amateurismo, por la competencia desigual en una categoría superior a la mía, por un atleta que era más simétrico y definido. Esto sucedió principalmente debido a mi incontrolable nerviosismo.

No tuve el valor de ver los próximos duelos acérrimos, y menos aún las razones para participar en esa fiesta que se celebraría al final de la prueba con todos los atletas. Y aunque podía ser juzgado como un arrogante o un terrible perdedor, prefería volver a casa escondido.

Es asombroso cómo siempre pensamos que la gente pone excusas cuando no les va bien en algo, pero cuando somos nosotros mismos, sabemos y sentimos cuáles fueron las verdaderas razones. Aunque tenía muchas razones para no estar triste, después de todo, había ganado con méritos el segundo puesto, compitiendo en una categoría más avanzada, sería exactamente como alguien dijo una vez: "no se gana la plata, se pierde el oro".

* * *

En medio de las muchas llamadas que recibí al día siguiente, unas para preguntarme, otras para motivarme y para apoyarme, nada me elevaría tanto como ese amigo pesimista. Con la intención de evitarme a mí o sus frustradas experiencias personales, preguntó en medio de la conversación:

- Chico, te imaginas a ti mismo ganando, ¿no? Siempre esperas lo mejor de todo, ¿verdad? ¿Alguna vez te has parado a pensar cómo sería si pierdes?

Lo gracioso es que nunca había pensado en ello. Siempre imaginé la misma escena: llevarme un trofeo de primer lugar, mientras escuchaba aplausos y gritos con mi nombre. Aun así, sería involuntario después de esa llamada telefónica no pensar en el fracaso por un momento.

Cuanto más pensaba en la derrota, más exorcizaba esa posibilidad. Sería similar a la detestable segunda opción de la revista. Luego, no me sumergí en reflexiones destructivas y dejé que renaciera esa fuerza incansable dentro de mí. Después de todo, era yo quien tendría que estar determinado y no ese incrédulo que conocía.

Más enérgico, decidí interrumpir las otras ocupaciones paralelas. Pospuse compromisos simples y cancelé, por un tiempo, las clases que se impartía diariamente como *Personal Trainer* para enfocarme, de manera integral, en el objetivo.

Comencé a observar cuidadosamente todo lo que podía mejorar en el entrenamiento o en cualquier parte de mi cuerpo que requiriera mayor cuidado. Notando que perdí mucho volumen muscular debido a la dieta estricta, traté de contrarrestar el aumento de las cargas en mis entrenamientos. Así que, dos semanas antes del campeonato, mientras intensificaba los músculos de los hombros, tuve esa lesión.

En el momento exacto en que levanté el peso, hubo un chasquido doloroso y algo se movía como si el hueso se saliera de su lugar y volviera.

Sin saber la gravedad de aquello, me tiro al suelo de la alfombra, sucio, mezclando sudor con un grito desesperado. Visualicé una película de todo. Había pasado todo un año allí con un intenso entrenamiento de piernas, que a menudo me dejaba con ganas de vomitar, con la interrupción periódica de una vida normal y sociable, con comida sin gusto por la dieta, con el trabajo de carnaval que casi se interpone en mi camino, con el deseo de demostrarle a mi amigo pesimista lo mucho que sería capaz. Todo este esfuerzo no podría perderse debido a una lesión.

Sintiendo dolores insoportables, mientras masajea preocupado mi hombro izquierdo, volví a escuchar esas palabras de mi propio **DDA**, cuando me lanzó este desafío: *el mundo evalúa esporádicamente nuestra capacidad en forma de adversidades. Si caemos en estas trampas, aceptaremos ser uno más. Tenemos que ser audaces y desentrañar todo lo que hay detrás de cada dificultad, de lo contrario permaneceremos estancados donde siempre estuvimos.*

Mi determinación me hacía irresponsable. Notando que me perjudicaría, abstraído a la idea de buscar un médico ortopedista como me aconsejaron. Después de todo, nada ayudaría si fuera constatada una lesión grave. No podía y no quería renunciar a todo en ese momento.

Como la administración de algunos medicamentos antiinflamatorios causa hinchazón, lo que sería terrible para mi definición física, al día siguiente, estaba protegiendo el área lesionada con un vendaje y poniéndome una bolsa de hielo para aliviar el dolor. No me importaba si hacerlo pudiera desencadenar algo crónico o no. Me mantuve entrenando duro por encima de aquella lesión.

También recuerdo la paranoia psíquica en la que se convirtió mi comportamiento. Leí y releí repetidamente el índice nutricional de cada alimento que comía. Me abstuve de la sal y de los carbohidratos con alto contenido glucémico. En los últimos días, estaba tan obsesionado que no me tocaba las uñas por temor a que las cutículas pequeñas engordaran. Tampoco bebía agua normal. Me dijeron que la del tipo destilado funcionaría como un diurético natural. Así que, a pesar de mi mal gusto por el óxido, tomaba tres litros al día.

Cuatro días antes, ya no me lavaba los dientes. Después de todo, si algunos atletas más experimentados afirmaban que el bicarbonato de sodio contenido en la pasta de dientes podía retener los líquidos, preferiría no arriesgarme. Sin olvidar las pesadillas impredecibles que perturbaban mi sueño. Soñaba constantemente que había perdido mucho peso y que mis piernas estaban aún más delgadas. O que mis brazos y pechos se redujeron en volumen de forma espantosa. Me desperté varias veces tan impresionado que pasé mi mano cuidadosamente sobre cada parte de mi cuerpo para asegurarme de que todo estaba en su lugar.

Superando tantas e inesperadas dificultades, sin dejar nunca de creer en mí mismo, llegué con confianza al día esperado. Por la mañana, fui uno de los primeros en ser pesado o estar en la "*previa*", como le llaman. Sirve para que los árbitros certifiquen el peso corporal de los atletas para dividirlos en sus categorías. Aunque no había previsto que la báscula marcara doscientos gramos más que el límite exigido en mi categoría (hasta 75 kg), sabía que, cuando alguien pesa un poco más que el peso de la inscripción de la categoría, se le dan unos minutos a ese competidor para que intente alcanzar el peso exigido. Nada que una carrera rápida, una micción forzada y muchas escupidas no pudieran resolver.

Por la noche, no pensaba en la derrota. Si, por el trabajo del destino, otro saliera victorioso, quedaría satisfecho. Estaba convencido de que allí había alcanzado mi límite biológico. Subí al escenario con pasos firmes y todo estaba casi en línea con el plan. Estaba sorprendentemente tranquilo, las poses salieron espontáneamente. Pude mirar fijamente a los jueces y ya no me preocupé por el pequeño detalle: del incómodo tanga.

A pesar de la alegría de salir victorioso, reconocía que mi manera exagerada me hizo crear situaciones surrealistas: el trofeo era la mitad del que se contemplaba en las fantasías, y los aplausos y gritos resonaban mucho menos que los oídos diarios dentro de ese mismo autobús, mientras me dirigía a la academia rústica del centro de la ciudad.

La verdad es que desde entonces, empecé a tener una confianza inquebrantable de que todo sería exactamente como lo había idealizado. [...]

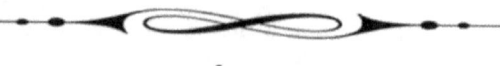

CAPÍTULO 8

El Carro, La G-Magazine, La Casa de Los Artistas (Con Ritalín)

[...] **ENTONCES**, No tendría argumentos para detener la impetuosidad de mi propio **DDA** que, por segunda vez, quería comprar un coche. Ya no podía soportar esas largas caminatas, aún con los primeros rayos de sol, hasta llegar a una de los gimnasios donde trabajaba. La sensación de impotencia era muy desagradable, mientras que siempre dependía de un aventón con amigos para asistir a fiestas, playas o lugares inaccesibles.

Por varias veces, despistaba al desánimo, motivándome con mis propias ambiciones. Mientras observaba el movimiento actual del tráfico, con los vehículos subiendo y bajando por la pendiente que era parte de mi camino diario, idealizaba a través de cada uno de ellos el color, tipo y modelo que elegiría para mi auto.

Incluso ganando menos de la cantidad preestablecida para las cuotas mensuales y, aún sin una renta fija como garantía, **DEMINCO** se mostró tranquilo al respecto. Planeaba empujar con el vientre los primeros pagos y luego pagaría el resto con el pago "correcto" de la revista.

Sin embargo, una cosa no funcionó como dictaba la lógica. Obviamente, antes de comprar un vehículo, un individuo necesita tener una licencia de conducir. Sería fácil afrontar los procesos burocráticos para la adquisición de este documento, si no hubiera nacido como un insensato **DDA** que hacía todo al revés.

Calculando que, si siguiera rigurosamente el procedimiento burocrático, tendría un gasto aún mayor, decidí añadir esa parte que se destinaría a la documentación como suma a los pequeños ahorros de una cuenta bancaria. Así, invertí todo lo que tenía en la entrada en el vehículo. Con una deuda incalculable, sin experiencia en tránsito e irresponsabilidad por no tener licencia para conducir, mi amigo **DDA** abandona aquella concesionaria. Casi sin dinero, planea celebrar este gran logro en uno de los lugares más frecuentados y caros de la ciudad.

En el camino, MARCUS todavía intentaba en vano argumentar dentro de mí:

- ¿Apenas queda dinero para el combustible y quieres ir a un restaurante caro?

Era un día único para **DEMINCO**. Estaba eufórico y nada podría detenerlo en ese momento:

- Hicimos aquel trabajo en el carnaval. Conquistamos luego el campeonato de fisicoculturismo. La revista está prácticamente cerrada. ¡Ahora estamos aquí! ¡Siente el delicioso olor del coche nuevo MARCUS! Y quieres ir a una fiesta donde, ¿una panadería? Tenemos que celebrar todo esto con dignidad.

Antes de buscar a Clara, tuve cuidado de mantener los plásticos que recubren la tapicería. Por lo tanto, junto con la ausencia de placas, reafirmaría indirectamente a cualquiera que quisiera ver que en realidad se trataba de un cero kilómetros.

Confieso que no me gustó el restaurante a primera vista. Primero, tuve celos al dejar las llaves de mi carro con el parqueador y rabia con ese desconocido. Gracias a él, tendría que consumir menos de lo que planeaba para que quedara lo suficiente para su propina.

En el interior, el lugar era más imponente que la arquitectura exterior. Y más refinado de lo que imaginábamos.

Mientras nos guiaba una especie de recepcionista, observaba cada detalle. Con el rabillo del ojo, comienzo analizando discretamente a los visitantes de ese entorno. Era extraño. Apenas llego a un lugar donde no conozco a mucha gente, pero allí no podía ver a ningún conocido. Definitivamente no es mi mundo. Y, a pesar de llevar mi mejor ropa, me sentí prácticamente desnudo en ese precioso y brillante suelo.

Muy bien, el lugar era genial, pero no nos perderíamos si ese tipo no nos molestaba, siguiéndonos paso a paso hasta una mesa.

Apenas nos sentamos, fuimos recibidos por otro tipo:

- ¡Buenas noches, señor! ¿Alguna preferencia?

Probablemente esa sería era pregunta apropiada para los clientes acostumbrados a aquellas ceremonias. Apenas sabíamos por dónde empezar a desarrollar las iniciativas, así que recibí su argumento como una afrenta.

Me trajo el menú inmediatamente y se quedó estático detrás de mí, mirándome de pies a cabeza. También lanzó una mirada desafiante, que traduje intuitivamente de la siguiente manera: "Así que, pobretón, te sentaste aquí porque quisiste, y ahora vas a pedir ¿o qué?

Por mucho que todos en esa sala exudaran mucho refinamiento, nadie podría superar con dulzura a esa "momia de traje", que me miraba con cara de desprecio o de alguien que dudaba de mis condiciones financieras.

Sorprendido, hojeé página por página de ese menú tan caro, y no pude encontrar un artículo que la cantidad almacenada en mi billetera pudiera permitirme. También mantuve la pose y la vanidad y nunca haría explícito que yo era un mero "clase media" que quería impresionar a mi novia. Sin esbozar un aire de asombro ante cada precio astronómico que leía, me quedaba fingiendo naturalidad ante todo.

Tampoco tuve un minuto a solas con Clara. Quería una oportunidad reservada para asegurarme de que se había fijado en esas maravillosas lámparas de araña que yo creía que eran cristales, o en la bolsa de diseño de la chica encopetada que estaba en la mesa de al lado.

Realmente necesitaba pensar rápidamente en cómo salir de esa situación incómoda en la que me encontraba. No podía decir que mi hambre se había ido y mucho menos confirmar que no estaba en condiciones económicas para cenar en ese lugar. Afortunadamente, cuando mis manos sudorosas llegaron a la última página del menú, ya podía visualizar la risa de ese malvado camarero, como diciendo: "Ya sé dio cuenta de que es pobre".

Finalmente dejé que una voz desconsiderada saliera de mí:

- ¿Me aconseja que empiece con uno aperitivo?

Mi **DDA** resurge alrededor de todo aquellos. Aunque MARCUS no estaba de acuerdo como persona con esa cara desanimada de hambre o que acababa de comer algo detestable, sería capaz de sugerir un almuerzo o una cena. **DEMINCO** tenía un plan y acepta la sugerencia:

— ¡Palitos de polenta, señor!

Definitivamente era la mejor escapatoria. Finalmente, después de probar las polentas, **DEMINCO** vuelve a las posiciones, agradeciendo, con una punta de ironía:

- Estoy tan contento con su recomendación que no comeremos más. ¿Podría traer la cuenta, por favor?

Benditos fueron los palos de polenta que, junto con las dos latas de refrescos, aún quedaba suficiente para el servicio, para el pago del parquero, y saciamos el hambre en otra parte tomando un delicioso tazón de açaí.

El entusiasmo por el nuevo coche se mantuvo durante muchos días. La posibilidad de poder pasear por ahí en cualquier momento, sin depender de horarios imprecisos o estar a merced de aventones inciertos, daba una pequeña sensación de libertad.

Parecía descubrir un mundo aparte y era inevitable no formular pretextos para salir de la casa a cada momento. La necesidad de realizar pequeñas tareas, incluso en los lugares más cercanos o las solicitudes de favores más inadecuados, lo que significaba solo tener que conducir, me dio gran placer.

Poco a poco, esa excitación inicial dio paso a la normalidad. Ya no conduje tan despacio y con tanto cuidado como antes. El uso del cinturón de seguridad se estaba convirtiendo en algo del pasado. Apenas podía controlar mis primeros "caballos de madera". Estaba constantemente enfadado por el absurdo gasto del combustible. El lavado, la aspiración y la higiene ya no eran prioridades. La licencia de conducir quedó para más tarde. Llevar a cualquiera, dondequiera que fuera, se convirtió en un gran obstáculo.

Si, para muchos, "después de la tormenta siempre viene la calma", debo trabajar realmente hacia atrás. Porque después de la realización vino una apatía perturbadora. A medida que el coche se convirtió en algo absolutamente común en mi vida, volví a esa inquietud eterna y a la certeza de que todavía me faltaba algo.

No era difícil recordar lo que sería. En el orden imaginario de mis metas incesantes, era el momento de la revista…

* * *

Había decidido con mi novia que esperaríamos un contacto de la *G-magazine*. Y esperamos en silencio durante un rato, mientras estábamos ocupados con una serie de logros. Pero la ausencia de nuevos sueños era crucial para dejar de esperar.

La secretaria da el mensaje:

- João está ocupado en una "reunión de la pauta" ¿La señorita quiere dejar tu número para que le devuelva la llamada?

Por inexperiencia con esos trucos de negociaciones, Clara dice ingenuamente:

—Dígale que cuando se desocupe, entre en contacto con la agente de MARCUS **DEMINCO**. ¡Él tiene mi número!

Después de una larga espera, la tarde caía y João no devolvía la llamada. Continuando con este hábito de convertir las pequeñas cosas en grandes preocupaciones, comienza otro duelo interno:

—Probablemente perdió la tarjeta con todos los datos de Clara, así que por eso no habría podido llamar. Decía MARCUS, tratando de tranquilizarme. Pero mi **DDA** sentía que algo andaba mal:

—Tardamos días en hacer contacto, y en ese tiempo, ni nos llamaron. A pesar de la falta de interés por parte de la revista, la voluntad de pensar que no, me hizo descubrir otras justificaciones:

- Esta gente está muy ocupada.

Pero todos los argumentos serían rechazados. Y aquella baja autoestima volvería a gritar dentro de mí:

- ¡Tonterías, MARCUS! Parece que no quieres ver la realidad. Probablemente, ellos ya desistieron de la sesión fotográfica y se olvidaron de todo.

Sin mucha fuerza, la coherencia intenta amenizar:

- ¿Recuerdas la última vez que João mencionó la portada de la revista? ¿Cómo se rendiría por nada?

- ¿Y si no fuera por nada? ¿Y si tuviese un motivo concreto? Cuestioné a mi pequeño sentido común.

DEMINCO vaga mentalmente por posibles razones de fría receptividad. Y un acto de asombro:

- ¡Lo tengo! Descubrieron que Clara es mi novia. ¡Solo puede ser eso! ¿Y ahora, MARCUS?

Triste, vi que mi estrategia se iba por el desagüe. En medio de los breves minutos de lucidez, puedo recordar los caminos recorridos y comienzo a casarme con todas las posibilidades de haberse revelado mi plan.

Pronto, me aseguro de que todo estuviera tan bien hecho, sin rastros o vestigios, que descarto parcialmente esta posibilidad:

- ¡No tienen forma de descubrir nada!

Pero **DEMINCO** no pareció desistir de engrandecer a pequeñas fisuras:

- Las editoriales, así como otras instituciones, tienen mecanismos para descubrir el origen de los remitentes.

Como última conclusión, me doy cuenta de que esas hipótesis importan poco. Solo había una manera de asegurarse: Clara llamaría al día siguiente.

Aunque desde esa vez João no participaba en las eternas "reuniones de pauta". Aun así, se hizo difícil de conseguir:

- Está ocupado, pero le pide que lo llame en unos minutos más, dijo aquella misma secretaria.

Si no tenía las condiciones psíquicas para esperar el tiempo preestablecido, mucho menos responder al "jueguito" de la espera. Todo lo que necesitaba era desentrañar lo que estaba pasando.

Sentado en el sofá, observaba atentamente ese diálogo, cuando Clara finalmente logró hablar con João. Me sorprendió la forma en que mencionaban mi nombre, como si fuera un simple producto o una mercancía. Entonces empecé a entender un poco más sobre el proceso de negociación.

Era evidente por qué João había tardado tanto en buscarnos y por qué parecía subestimar mis logros: a veces un campeón del fisicoculturismo, a veces un destaque en el trío eléctrico. Los empresarios generalmente devalúan los productos que quieren comprar, un simple truco para reducir el valor de su inversión. En ese momento, yo era, para ellos, uno más, entre muchos otros modelos, que haría la portada de la revista.

Aunque propuse una cantidad incompatible con la idealizada y era consciente de que merecía ganar más, fui indirectamente coaccionado por la vulnerabilidad de mi ociosidad. No me tomó una hora llamar y decirle que aceptaba.

Una vez más, pagaría muy cara la impaciencia. Si antes siempre olvidaba preguntar por la cantidad a pagar. Acordamos el pago, simplemente dejé de preguntar lo qué me causaría muchos problemas: cuándo sería realizada la sesión.

No me imaginaba que las fotos tardarían meses en materializarse, mucho menos que sería la causa de tantos dolores de cabeza viendo que, tres días después, un contrato de aproximadamente quince páginas llegó por correo a mi residencia.

Leí el documento de principio a fin. Con prisa para que todo se hiciera lo antes posible, fui a ver a un amigo que conocía las leyes para que me tradujera los términos más técnicos y algunas cláusulas complejas. Asegurándome de que todo lo acordado por teléfono estaba realmente especificado allí, entre esas grandes letras, le envío debidamente firma página por página a la mañana siguiente.

Resulta, una vez más, que las cosas no serían tan sencillas... Pasaron unas semanas y ningún representante de la revista me había llamado, dándome una posición sobre cuándo iba a tener lugar de la sesión fotográfica o incluso dónde se tomarían las fotos.

Mientras veía sin interés algunos programas de chismes, entendí un poco más sobre la verdadera razón del retraso. A través de la televisión vi a antiguos músicos, antiguos mundialistas, así como a cantantes y futbolistas decadentes, que habían firmado el contrato después del mío, entrar en estudios para ser fotografiados. Aunque iba a ilustrar la portada de esa revista, seguía siendo, para ellos, un simple "producto de segunda". Estaban priorizando a los más conocidos y, como todo estaba ya documentado conmigo, podían seguir empujando con la barriga, como lo hicieron, mi turno.

Intenté no abatirme y mantenerme optimista, después de todo, "*se abrirían muchas puertas después de G*", como me dijo Humberto, al principio de todo, tratando de convencerme desde nuestro primer encuentro. Pasaba que lo de estar a merced era todo lo que yo no toleraba. Poco a poco, esa incómoda situación de quedarme siempre para después empezaba a hacerme mal.

No podía disfrutar plenamente de cada momento y la mayor parte del tiempo estaba lejos y en el aire. Desanimado, también dejé de salir de casa. No podía ir a restaurantes ni beber cerveza con amigos, necesitaba estar siempre disponible para la revista y en plena forma física para las fotos. Perdí parte de mi concentración momentánea y empecé a dar clases de forma relajada, "viendo películas reales", mientras preparaba cada aparato para mis alumnos. Incluso en medio de las conversaciones más interesantes no estuve presente. Estaba volando en constantes ensueños, imaginando todo lo que estaba por venir.

Con los nervios de punta, necesitaba ocuparme con algo más que esos pensamientos atormentadores, cuando, pensando en distraerme un poco, accedí a participar en ese evento...

La empresa de Ananías había sido contratada para seleccionar algunos modelos que distribuirían regalos a los clientes de una famosa tarjeta de crédito. El trabajo parecía bastante sencillo, bastaba con que cualquier persona presentara una factura que probara las compras realizadas con esa tarjeta e inmediatamente ganaba un regalo.

Estaba como una bomba de tiempo y no tardaría mucho en explotar. Vestidos con un atuendo patético y colorido, patrocinado con la marca de la tarjeta de crédito, llegamos a uno de los lugares determinados por el coordinador del evento. Recuerdo perfectamente ese hermoso y soleado sábado y las cabañas de playa llenas de gente. Mientras todos parecían felices comiendo cangrejos y bebiendo sus bebidas favoritas, yo retenía todo por la ventana del vehículo que nos conducía. Me estaba preparando en silencio para bajar cuando me recibían a gritos:

- ¡Llegando tarde! ¿Y aun así quieres estar arreglado? ¡Ven por aquí!

¡Listo! Esa era la mecha para explotar toda mi furia. Me quedé ciego en ese momento y, mientras los gritos seguían resonando en mis oídos, no podía ver nada delante de mí más que al dueño de aquella voz arrogante.

A cada paso firme y enojado en su dirección, sentí a mi **DDA** tomándome con ira. Delante del gerente nacional de *marketing* de esa famosa tarjeta de crédito, **DEMINCO** tuerce el cuello de su hermosa camisa y deja salir toda su molestia: insulto a aquel sujeto con todos los nombres que pasaban por mi cabeza caliente.

Supongo haber descargado parte de mis problemas en él, pero creo que nada en la vida sucede por casualidad, tal vez, por eso, su suerte de conocerme exactamente ese día. O la suerte, si, a partir de entonces, empezara a reflexionar un poco antes de tratar mal a la gente.

Lo curioso es que, después de todo esto, seguí trabajando, como si nada hubiera pasado, mientras que a lo lejos, me miraba con miedo. Al día siguiente, a través de otros, tuvo el valor de pedirme que abandonara el evento. Y también, a través de otros, aquella cita médica...

Al mismo tiempo, de repente, todo mi cuerpo se durmió. Me dio una especie de hormigueo en los brazos y las piernas. Sentí que mi cabeza se calentaba mucho, mareada y enferma cuando me levanté. Mis oídos fueron extrañamente tomados por un enrojecimiento.

Desesperada, Clara le pide a un vecino que nos lleve al hospital más cercano.

Obviamente, no estaba en mis días de suerte. En esa clínica, todos los seguros eran atendidos excepto el mío. Sin embargo, asegurándome de que Clara estuviera entre las aceptadas, no dudé, le transmití mi enfermedad. Le explico en detalle todo lo que sentí y todo lo que había pasado. Y "tercerizado", me diagnosticaron con una fuerte crisis de estrés.

De hecho, mi vida se había estancado y estaba cada vez más atada a la *G-magazine*. Empecé a atascarme completamente en el futuro. Solo podía pensar en la otra vida, en la que vendría. No podía hacer ningún trabajo duradero, ya que no sabía dónde se iban a tomar las fotos, y mucho menos cuántos días tardarían en estar terminadas. Pero entonces, en un impulso desesperado, al darme cuenta de lo mucho que me estaba afectando la situación, mi amigo **DDA** desarrolló un plan. **DEMINCO** llega a su límite y apuesta todo en ese e-mail a Ana Fadigas, dueña de la revista.

Todavía recuerdo parte de ese texto. El título decía lo siguiente: ¡Lo dejé salir! Escribí de manera angustiosa todos los dramas que empecé a vivir a causa de esa aflicción. Me quejé, siempre con cautela, de que ellos me trataban con desprecio.

Tratándose de una revista gay, **DEMINCO** deduce fácilmente que debería enfrentarse a varios prejuicios por ello. Así que, empieza a explorar un poco de este aspecto en el correo electrónico. Escribe que algunas personas que estaban al tanto de la situación empezaron a ver ese aplazamiento como puro prejuicio porque MARCUS **DEMINCO** no es tan famoso, o por ser del noreste.

Confiado en que todo estaba bien hecho esta vez, terminó diciendo que si le llevara más tiempo, preferiría no hacer el trabajo. ¡Listo! Bastaba con hablar de los prejuicios, que de alguna manera los involucraba. No les gustaría desempeñar un papel que ciertamente aborrecen.

Es delicado apostar a las palabras, porque la escritura puede ser totalmente incomprendida. Podría interpretarse como una persona arrogante, desafiante o desagradable. Pasé todo el día afligido, sin saber cómo reaccionarían. Tal vez, a lo largo de mi vida, lo más rentable sería apostar alto, porque a partir de ese momento recuperé todas mis fichas.

Además del correo electrónico del encantador propietario de la revista disculpándose por las molestias, sin olvidarme de mencionar que nunca actuaría de forma prejuiciosa, recibí al final del día la llamada del productor responsable de las fotos. También hubo una disculpa por el retraso y Ayrton me aseguró que ahora darían prioridad a mi ensayo. Aun así, no era suficiente para que lo creyera. Cuando llegó una señal:

- Sería importante que nos reuniéramos de antemano para ultimar los detalles.

DEMINCO, intuitivamente, decide interferir. Y entonces Ayrton pregunta:

- ¿No tendrías citas programadas aquí en São Paulo en estos días? Mi amigo **DDA** no reflexiona ni un solo momento:

- ¡Qué coincidencia! Estaré allí esos días.

La agonía fue tan grande que no me permitía saber si habría boletos aéreos disponibles para esa fecha, y mucho menos si tendría condiciones financieras para todos los gastos de un viaje desprogramado. Tenía que encontrar un camino a seguir, porque sabía que delante de él sería más fácil dejar todo amarrado.

Para forjar una mayor formalidad, **DEMINCO** tiene una idea más: antes de viajar, llama a un sitio web que recibe noticias de chismes. Haciéndose pasar por otra persona, informa que el modelo bahiano que había sido pintado de plata en el trío eléctrico de la cantante Margareth Menezes se embarcaría al día siguiente para São Paulo, donde sería fotografiado para la portada de la revista *G-magazine*. Demostrando su profesionalismo, el sitio se muestra interesado, preguntando si yo tenía contacto directo con esta persona.

Es increíble la seriedad con la que trabajan los chismosos, porque en menos de cinco minutos tuve que cambiar la voz para atenderlos.

* * *

Con el contenido de la entrevista debidamente impreso y según lo acordado, estuve en São Paulo en, la hasta entonces desconocida, oficina de *G-magazine*.

Hubo muchas contradicciones en nuestro primer contacto personal. Mientras que para Ayrton esa conversación era algo rutinario (solo otro modelo que ilustraría la portada de su revista), para mí sería como un choque de sentimientos. El nerviosismo incontrolable de estar frente a la persona que dirigiría mi ensayo fue moderado por la realización personal de otra conquista de mi eterna búsqueda de emociones.

Empezamos a discutir los temas, lugares y fechas más apropiados para tomar las fotos. Y mientras tomábamos café, traté de corresponder a la naturalidad con la que miraba, pero involuntariamente mi mirada era vaga, recordando todo lo que había enfrentado....

Primero, no creí que la idea sin pretensiones de Ananías pudiera llegar tan lejos, porque no era mi objetivo personal estar desnudo en una revista. Tampoco firmé el contrato, pensando en caminar por ahí haciendo poses de galán. No solo por el dinero que llegaría en un buen momento. Sucedió que me indignó la audacia de Humberto al proponerle a un tipo como yo una simple sesión interna. Lo tomé como una ofensa y, tal vez porque no me limitaba a mí mismo cuando quería algo, me sometí a algunas situaciones vejatorias. Pero mi *Alter Ego* haría cualquier cosa por esa portada.

La verdad es que Ayrton nunca se hubiera imaginado todo lo que pasé para estar allí. Y siguió actuando con absoluta tranquilidad, como si nada hubiera pasado, hasta que nos interrumpió un delicado golpe en la puerta de su oficina, preguntando:

- ¿Puedo pasar una llamada?

Imposible no reconocer esa voz inmediatamente. Era ella, la secretaria, la mujer que siempre respondía mis llamadas. Y, por primera vez, la escucharía con menos incomodidad:

- Dile que ahora mismo no puedo, estoy en medio de una "reunión de pauta". Pídale que vuelva a llamar más tarde.

Aunque me di cuenta de que a partir de ahí sería la "pauta" en cuestión o la bola del momento, durante unos segundos sentí pena por el tipo que había llamado. ¿Estaba enfrentando la mitad de lo que yo enfrenté? Pero no me desenfoqué. Y con el fin de cristalizar aún más los ajustes realizados por teléfono, intenté mostrarle la entrevista que le había dado a la revista de chismes.

Notando que Ayrton insinuó una condena cuando dijo que yo había actuado mal cuando le dije a la prensa que había venido a São Paulo para fotografiarme, esta vez preferí hacerme el desentendido:

- Lo siento, lo he entendido mal.

En el fondo, imaginé que, en ese periódico, no solo se registraba indirectamente mi palabra, sino también la credibilidad de la revista. Y añadiendo a esa otra posibilidad de ser vistos como un prejuiciosos, quizás conseguiría que el resultado deseado para que me tomaran en serio.

¡Bueno! Parte de mi misión ya había sido cumplida y sin más que hacer allí, regreso a Salvador.

* * *

Con el tema: "*Lo que esconden los bahianos*" y la intención de transmitir la belleza de Bahía, se decidió que sería incoherente llevar el trabajo en otro lugar.

Por falta de contactos fuera del eje Río/São Paulo, el equipo de la revista también decidió invitar a Ananias para ayudar: fungió como una especie de coproductor, siendo directamente responsable de la elección de los lugares. Con él, di la bienvenida a los demás en el aeropuerto que participarían en ese trabajo. Estaba Ayrton, un fotógrafo, su asistente, y kilos y más kilos de parafernalia de iluminación e instrumentos fotográficos.

Recuerdo que estaba tan eufórico, viendo todo aquello, que finalmente empecé a desplegar las páginas de una historia que, mientras los saludaba a todos, mi agonía dejaba escapar otra "perla":

- ¡Es un inmenso placer darles la bienvenida! Pero, ¿cuándo regresan?

Perplejos, todos se volvieron hacia mí. Ciertamente, y con razón, lo interpretaron como una falta de delicadeza. Apenas desembarcaban y ya les estaba preguntando cuándo regresarían. Era mi prisa, resonando desde mi interior, haciéndome decir esas eternas "palabras sin freno". Cuando me percato, ella ya han salido.

Lejos del centro de la ciudad y cerca de las hermosas playas de la costa, esa posada parecía el lugar perfecto. Con instalaciones rústicas, un río a su alrededor y rodeado de mucho verde, creó una especie de clima ecológico. Y fue el lugar elegido por Ananías.

Conscientes de que viviríamos juntos al menos cuatro días, salimos a cenar la primera noche. Después de todo, necesitábamos conocernos para que todo pudiera fluir naturalmente. Hacía un clima agradable en ese restaurante junto al mar y todo el mundo parecía tranquilo. El fotógrafo que estaba a mi lado pareció adivinar mi incomodidad y trató de mantenerme calmado. Ayrton, en la esquina de la mesa, concertaba los últimos detalles de la producción con Ananías. Sin olvidar al asistente que no hizo más que llamar a su familia, presumiendo de estar en Bahía.

Al día siguiente, solo yo estaría desnudo y, aunque haría mucha fuerza para relajarme, no podía olvidar que todo el mundo allí me vería sin nada.

Mi insomnio era algo predecible esa noche, nadie imaginaría ese cambio repentino en el clima la mañana siguiente. Con un cielo cubierto de nubes grises y tiempo nublado, se hizo necesario cambiar la secuencia de producción. Habían idealizado comenzar con las fotos externas, pero impedidos por la ausencia de sol, decidieron en el último minuto que empezaríamos por el final.

Mi agonía aumentó mientras observaba el paisaje. Revisaron cuidadosamente la cama para que yo pudiera acostarme. Escogieron cuidadosamente los colores de la ropa que me pondría. Comprobaron los detalles de la iluminación, verificaban el lente más adecuado para las fotos.

Cuando todo parecía estar listo, me tranqué.

Con estrategias y trucos, intentaron romper mi hielo con dosis homeopáticas. Empezaron como con una especie de calentamiento. Vestido apropiadamente, reaccionaría tranquilamente a estas primeras fotos si mi mente futurista no anticipara todo, siempre imaginándome desnudo.

Luego, demostrando absoluta naturalidad, me pidieron que me quitara solo la camisa. Mi boca se secaba visualizando lo que vendría después. Luego vinieron las fotos de ropa interior en varios ángulos y diferentes posturas. Sin embargo, ya me sentía absolutamente sin nada. Después de giros y vueltas, la dosis abrumadora con la siguiente determinación:

- ¡Listo! Ahora quítate el resto.

El resto fue solo la última pieza: la ropa interior. Sucumbí en ese momento. Aunque había estado esperando eso desde el principio de la sesión, imaginando y sufriendo de antemano, nunca pude calcular cuán vergonzoso sería escuchar eso.

Tan pronto como vi esas luces frente a mí y a todos los que estaban en la puerta del dormitorio esperando mi actitud, pensé: no podía rendirme, mucho menos enviar al equipo de la revista de vuelta. Después de todo, ¿no era yo quien había estado buscando todo eso? Entonces no tuve otra opción que quitarme la ropa interior.

Confieso que ni siquiera cuando salí de los baños más fríos del invierno había visto mi "cosa" tan pequeña como entonces. "Él" simplemente se escondió. Con su inapropiado sentido del humor y para reducir toda esa tensión, **DEMINCO** no podía faltar a su cita:

- Está asustado, pero puedo asegurarte que no es tan pequeño.

Mientras mi sonrisa imprimía las esquinas de mi boca, otra broma no traería tan gracia. Moisés, el fotógrafo, la devolvió:

- No te preocupes. En las fotos erectas, seguramente se hará más grande.

Comencé a comprender plenamente la situación en la que mi inmediatez me colocaba. Esta forma precipitada de hacerme, combinada con una manía por querer algo tan determinado, a menudo me hacía parcialmente ciego. Y cuando me veo frente a lo que tanto buscaba, puedo ver la dimensión exacta de su peso. Entonces me pregunté: ¿por qué querías tanto esto? ¿Y ahora? ¿Había dicho erección?

Confieso que no fue fácil permanecer allí durante horas sin que ninguna ropa cubriera mi timidez. Y aun así hay que mantener una concentración fuera de lo común, haciendo mil y una poses con un rostro absoluto de naturalidad. Sin embargo, tan pronto como empecé a digerir esa idea de estar desnudo, otra bomba vendría:

- Bueno, así está bien. Ahora tomaremos fotos en "acción"!

¿"Acción"? Mi cerebro trabajaba rápido en ese momento. ¿Era esta la forma menos pesada de decir lo que tanto temía? ¿Cómo podría tener una erección con gente extraña mirándome? ¡Más aun siendo cuatro hombres! Sería prácticamente imposible.

Respiré hondo y traté de pensar como lo hago en una montaña rusa cuando estaba desesperado: "Nadie ha muerto, probablemente no seré el primero". Así que, mientras todos me medían en esa habitación, traté de mantener la calma y pensé: "bueno, si todos los que alguna vez han hecho la revista han logrado mantenerse en "acción", ciertamente no será diferente para mí". Aun así, "él" no se movía.

Traté de imaginar que eran las mujeres que me miraban. Entonces recordé a las más deliciosas actrices de películas porno que he visto. También pensé en todas las fantasías pervertidas que aún no he hecho. Pero todo sería en vano y nada neutralizaría ese insoportable olor a testosterona de las personas a mi lado.

Finalmente, incluso usando la famosa píldora azul, no sentí ningún tipo de contracción involuntaria. Tuve náuseas, fuertes dolores de cabeza y hambre. Pero ninguna "acción".

Para tranquilizarme, dijo Moisés:

- Esto es algo muy común en la mayoría de los sesiones, especialmente el primer día.

Sin querer, se las arreglan para ponerme más nervioso al evidenciar casos de personas que no podían hacerlo y, por ello, tuvieron que romper el contrato.

Involuntariamente, pienso en la posibilidad de que me pase lo mismo a mí. Entonces me sentí muy aliviado cuando me confió sobre un cantante famoso. Tuvieron que cancelar el ensayo porque su "negocio" era demasiado pequeño. Al menos ese no sería mi problema.

A la mañana siguiente, el clima todavía estaba indefinido, lo que era genial, porque sin luz natural, no podían tomar las fotos externas y yo no me iría con nada ahí fuera, siendo fotografiado en medio de la calle. Por otro lado, esto sería terrible, porque volvería esa expectativa en torno a mi erección.

Sin embargo, esta vez, todo volverá a fluir de forma más natural. Ayrton había decidido dejarnos a mí y al fotógrafo solos, en un intento de reducir mi vergüenza. Dentro de esa habitación y ya bien ordenado, mientras Ananías retocaba mi maquillaje, Ayrton repasó las instrucciones y las poses que debía hacer.

Sucede que desde el día que estuve con él por primera vez, en São Paulo, me han asustado sus ideas milagrosas. Y, entre tantos, dos simplemente me aterrorizaron: de todos modos quería hacer unas fotos mías trepando a un cocotero y otras con chiles esparcidos por todo mi cuerpo, justificando así que pasara algo muy fresco de bahianidad. Después de todo lo que había pasado para llegar allí, no me arriesgaría, ni me atrevería a disputar nada. Sin embargo, seguí rezando para que se olvidara de todas esas locuras. Estaba desesperado con la posibilidad de que se emocionara y decidiera tomarme fotos sin ropa comprando acarajé en el centro del Pelourinho, o "nuelão" dentro del Elevador Lacerda. Él sabrá...

La verdad es que, a solas con el fotógrafo, pude evocar esas poses extrañas que Ayrton me pidió que hiciera. Tratando de hacerme sentir más cómodo, Moisés haría su contribución. Era correcto que se quedara de espaldas a mí y tan pronto como me diera cuenta de esa "acción", todo lo que tenía que hacer era hacérselo saber y rápidamente se daría la vuelta y tomaría una foto.

Mi mente volaba en busca de fórmulas estimulantes. Viajé a través de las más diversas y emocionantes aventuras que jamás había disfrutado. Volví a pensar en esas actrices instigadoras y fantasías pervertidas que aún no había realizado. Aunque tuve una breve erección, todo lo que tuve que hacer fue abrir los ojos y allí estaba yo frente a la realidad. Y nada podría ser más desalentador que la imagen de un Moisés estático de espaldas a mí.

Viéndome en un callejón sin salida, vago, desesperado, recordando otras situaciones embarazosas en las que ya he visto y por un instante me tranquilicé confiado de que, al final, siempre podría deshacerme de ellas. De todos ellos, como, por ejemplo, el día de ese examen...

Estaba sintiendo algo de incomodidad y dolor mientras realizaba actividades físicas. Por lo tanto, muchos conocidos (de aquellos que creen que son médicos) afirmaron ser varicocele. Preocupado y sin saber qué sería eso, accedí a hacer una cita con un urólogo. Entre los exámenes que me pidió, uno me llamó la atención: el espermograma.

Intenté ser el primero en llegar a la clínica donde concerté el examen. Tan pronto como presenté la tarjeta del seguro médico, una enfermera educada, tratando de actuar con absoluta naturalidad, me acompañó a través de un pasillo. Frente a una puerta, me entrega una botella ridícula, una especie de mayonesa, como si me presentara ante una mujer maravillosa. Luego entré en un baño como si estuviera entrando en una habitación de motel. Debo admitir que, aunque tengo una gran imaginación, todavía hay situaciones que anulan mi creatividad. No era fácil concentrarse allí, solo, con esa patética botella. Sin mencionar los ruidos de enfermeras y doctores que caminan detrás de la puerta. Aun así, después de mucho tiempo, terminé teniendo éxito. A la salida, también me esforcé por poner una cara natural cuando devolví la botella.

Nada me haría relajarme dentro de esa habitación, acostado en esa cama. Sin embargo, antes de rendirme y ya casi por vencido, sentí que mi propio **DDA** poseía todo mi cuerpo. Totalmente reacio a la normalidad, **DEMINCO** decide utilizar otro mecanismo para tal excitación. Cerrando los ojos, no pienso en nada con connotación sexual. Simplemente me imagino a mí mismo libre de todo eso lo antes posible. Y si "*en el camino hubiera una piedra*", mi obstinación eliminaría cualquier obstáculo que intentara detenerme. Como la piedra de mi camino en ese momento sería permanecer en "acción", terminé triunfando:

- ¡Estoy listo!

Le dije a Moisés que rápidamente se daría la vuelta y dispararía una secuencia interminable de *flashes* en mi dirección, aprovechando los segundos que yo podría permanecer "activo".

En el segundo día, el cielo se despejó rápidamente. Decidieron aprovechar la oportunidad para tomar algunas fotos externas. En el margen del pequeño lago dentro de la posada, volvieron a iniciar ese proceso homeopático, para acostumbrarme poco a poco al nuevo escenario. Luego, llegaron a las fotos con ropa normal: pantalones cortos, camisetas, etc.

Cuando ya estaba usando tanga, no podía relajarme con ese par de novios sentados muy cerca en una silla. Para que lo supieran, Ananías decidió decirles que haríamos un ensayo para la revista *G- magazine* y que el modelo (yo) debería estar sin ropa. Como si eso fuera suficiente para tranquilizarme.

Sin gracia, quedé preocupado por la reacción del tipo. Me imaginé que, al menos, se iría enojado con su novia, esposa, amante o lo que sea. Eso me avergonzaba más, después de todo, él tendría la razón.

Sucedió que, para mi suerte y alivio, él sorprendería mis expectativas pesimistas:

- ¡Quédense tranquilos! Nos apasiona el naturismo, y por eso también estamos aquí en esta posada paradisíaca.

Parecía que solo necesitaban un incentivo, porque entonces el tipo estaba absolutamente desnudo y su pareja se quitó inmediatamente la parte superior del bikini. Aunque estaba completamente en desacuerdo con esa reacción, no quería entender, y mucho menos desafiar el hecho de que ella tenía sus pechos en exhibición, mientras yo era fotografiado desnudo junto a él. Sin embargo, si la actitud inesperada de esta pareja me hacía sentir más cómodo, pronto surgiría algo que haría las cosas más difíciles.

Tan pronto como me sumerjo sin ropa en ese lago congelado y me preparo para las primeras fotos, me doy un gran susto. Un cardumen de pequeños peces comenzó a morder insistentemente mis partes más íntimas. Aun así, no podía gritar ni moverme, solo quería que todo terminara. No podía soportarlo más. Incluso entre tantas mordeduras que recibí bajo el agua, mantuve cara normal.

Con los tímidos rayos de sol de la mañana siguiente, sería el momento de enfrentarse finalmente a las temibles fotos externas. Me veía aprensivo a través de la ventanilla del auto y empecé a sufrir de antemano imaginando como estaría desnudo, frente a tanta gente. Casi al mediodía, llegamos a una famosa playa en el litoral bahiano. Desnudo, tendría que seguir rezando para que Ayrton por lo menos se olvidara de la locura de tomarme fotos subiendo a un cocotero.

En estas situaciones, siempre pienso: ¿por qué no soy un tipo normal? ¿Por qué no estaba allí, normalmente, entre esa gente, simplemente disfrutando del sol, tomando una cerveza con los amigos o jugando un juego de fútbol? ¿Por qué vivo en esta eterna búsqueda de emociones? La verdad es que vivo detrás de algo diferente, y cuando reparo en la diferencia, encuentro que tal vez fuese más práctico ser común.

¡Bueno! Al menos todos en la producción estuvieron de acuerdo en que habría mucha gente y tuvieron la sensatez de buscar un lugar más distante. Caminamos por la arena hasta un rincón más desértico, lo que no implicaría estar con absolutamente a nadie.

A veces, soy tan futurista que me sobrepongo a las dificultades del presente, contemplando el mañana. Así que empecé a experimentar ese momento más fácilmente, imaginando que dos días después todo terminaría. Y desprovisto de vergüenza y modestia, me estaba bañando en el mar sin ninguna prenda de vestir con al menos media docena de personas, además de que toda la producción me miraba.

Me propuse a seguir lo que Ayrton me pidió. Y sintiéndome ridículo, rodando por las arenas de esa playa, no discutí nada. Al contrario, yo daría todo de mí mismo en ese incómodo papel de "filete a la milanesa ", después de todo podría ser mi única manera de desviar la atención de esos cocoteros y pimientas.

Después del almuerzo, decidieron en el último minuto aceptar la invitación de un nuevo artista de Bahía. Fuimos entonces al Pelourinho. Comenzaba su carrera y creía que sería interesante dar a conocer su trabajo a través de mi ensayo fotográfico. Aunque él demostró ser una persona muy agradable y sus lienzos eran de muy buen gusto, no creí que eso fuera una buena estrategia de *marketing*. Pensé en secreto que nadie más que él compraría esa *G-Magazine* para ver sus pinturas. Aun así, no me importaba. Sí, quería que todo terminara y que fuera lo más rápido posible. Dentro de su estudio, en medio del centro histórico de la ciudad, vi al equipo de la revista instalando pasivamente una vez más esa parafernalia de iluminación.

Casi acostumbrado a esa situación y pareciendo que las cosas finalmente fluirían naturalmente, no seguiría la imprevisibilidad de mi vida, si no aconteciera algo divertido en ese penúltimo día.

Sucedió, que tal vez por descuido en la playa, al llevar pantalones cortos con la piel quemada por el salitre o porque es una parte más sensible del cuerpo, eso pasó. La verdad es que toda mi ingle estaba bastante irritada, con una especie de quemadura.

Cuando Moisés se enteró, le dijo a Ayrton que probablemente aparecería en las fotos y que no se vería estéticamente agradable. Mientras preparaban el paisaje, me pidieron que comprara un tubo de **K-Y** para disfrazar un poco ese enrojecimiento.

Por la convivencia con todos, ya había hecho buena amistad con nuestro conductor. Lo llamé, entonces, para que me acompañara a una farmacia cerca del estudio. Joaquim también era de Bahía y, al trabajar como guía turístico, sabía mejor que yo cómo moverse por esos callejones.

Dejamos el coche y decidimos ir a pie. Hablamos de varias cosas hasta que llegamos a la primera farmacia. Estaba tan agonizante durante esos días que solo pregunté, en el tono habitual, al farmacéutico si tenía este **K-Y**, y recordé para qué era el producto. Y mientras ella me medía de arriba a abajo, me di cuenta de lo tonto que había sido. Ella nos miraba fijamente: yo, con solo un pantalón corto y con el pecho al aire, Joaquim, con sus rasgos fuertes, el color de la piel negra y su altura contrarrestando el exceso de peso visible, le daba la idea de "cavernícola". Ciertamente, en el momento en el que nos lo vendió, también fantaseaba con la convicción de que iríamos directamente a un motel. La verdad es que, después de esa incómoda situación, nunca olvidaría bajar la voz y estar solo, si tuviera que comprar **K-Y** de nuevo.

De vuelta en el estudio, todos se rieron mucho, cuando Joaquim imitó mi voz pidiendo lubricante íntimo como si pidiera unas simples gotas para los ojos. Pero habíamos creado un ambiente tan agradable y saludable entre nosotros que no me molestaba que se rieran de mí por esa hazaña cómica. Aun así, preferí mentir, afirmando que realmente no conocía ese producto, en lugar de confesar que mi agitación a veces me relaja.

El ambiente estaba aparentemente preparado, pero con una novedad: que el artista plástico aparecería como un extra. Mientras me fotografiaban, él hizo algunas poses a mi lado. Pero, ¿alguien que viera la revista creería realmente que él estaba pintando un cuadro mientras yo estaba siendo fotografiado?

Ya estaba muy cómodo con todo el trabajo y estar desnudo para mí se convirtió en algo casi banal. Sin embargo, después de un tiempo, Moisés todavía me asustaba diciéndome que sería interesante que tomáramos algunas fotos de "acción" en ese nuevo escenario, justificando que los colores fuertes de las pinturas en los lienzos funcionarían bien en la revista. Aunque pensaba que estaba libre de eso, recordando que él mismo había declarado que las fotos en "acción" ya eran suficientes, también entendí su intención profesional.

Asimilé que trabajábamos como un equipo reunido en torno a un propósito: hacer una sesión bien hecha. Venenoso como soy, no podía permitir que la obra no saliera perfecta, precisamente por mi culpa. No dudé en seguir haciendo lo mejor que pude. Y si todo el mundo me dejaba solo otra vez, ese extraño se pararía a mi lado fingiendo que hacía algo de perfección artística. Sin embargo, cerré los ojos con fuerza y no pensé en el sexo en absoluto para excitarme. Fue suficiente para imaginarme dos semanas después. Como el día anterior, Moisés está haciendo una secuencia de fotos para aprovechar mis breves segundos en "acción".

En el último día de trabajo, Dios finalmente interfirió al derramar su bendición en forma de una fuerte lluvia. Como los billetes de ida y vuelta estaban reservados desde que aterrizaron, y llenos de citas programadas en São Paulo, no vieron la necesidad de posponer su regreso y se contentaron con más de mil cien fotos registradas.

Al salir de la posada, mientras empacaba mis maletas para acompañarlos al aeropuerto, experimenté una mezcla de sensaciones: parecía extraño, pero estaba tan acostumbrado a estar desnudo en todo momento que me sorprendió el calor de las telas, cuando finalmente me puse ropa normal.

También tenía la falsa impresión de que todo era tan sencillo, que aquellos días tan esperados, pasaron rápidamente de mí. Aunque no fue fácil, no recordé esas dificultades con el campeonato, el trío eléctrico, el aplazamiento?

Guardo con cariño la convivencia con todos. Fueron directa o indirectamente parte de una historia más de mi vida, sin olvidarme de mencionar la profesionalidad de todo el equipo: de Ana Fadigas, la dueña, una mujer decidida, que incluso a distancia, pude seguir parte de su lucha, superponiéndome a los prejuicios y a la ira de la sociedad para mantener una revista gay, pasando por Ayrton, más que un productor, un consejero, previniéndome de las trampas disfrazadas de las propuestas después de la sesión fotográfica. Sin olvidar a Moisés, que condujo las fotos de una manera paciente y comprensiva, sorprendiéndome con el resultado final de nuestro ensayo. Al conductor, incluso olvidando su verdadero nombre, le dejo registrado como Joaquim. Aunque conocía el propósito de **K-Y**, era cómplice de la escena farmacéutica. La amable secretaria de nombre Gláucia, esta, aunque me irritó profundamente al repetir muchas y muchas veces esa frase indeseable: "... está en reunión de pauta ", siempre me trató con mucho cariño y atención. Incluso diría que con un poco de paciencia en esas tardes agonizantes cuando llamé más de tres veces seguidas. Y, finalmente, a Ananías, responsable de esta loca idea en mi cabeza.

Allí se cerró otra etapa en mi eterna búsqueda de emociones. Me gustaría ir a casa y esperar el lanzamiento de la revista. Me preocupaban las críticas que probablemente oiría y no estaba seguro de las reacciones de la gente a este tipo de trabajo. Por no mencionar la incontrolable curiosidad de ser el primero en ver cómo se verían esas fotos después de ser impresas. Con todo esto, incluso esperaría pacientemente, si no estuviera hipnotizado por los programas de televisión...

* * *

Nunca estoy completamente satisfecho con lo que logro, así que me mueve algo en busca de otra cosa. Curiosamente, la revista se ha vuelto muy pequeña ante la "grandeza" de los *Reality Shows*.

Convirtiéndose en una especie de modismo, estos programas invadían cada día no solo las televisiones de cada casa, sino también los deseos y ambiciones secretas de muchas personas.

¡Imaginen conmigo! Siempre he sido más que un simple telespectador...

Nunca he visto películas en el cine. Viajé en mis sueños, viéndome prácticamente dentro de las tramas que, muchas veces, al final de una sesión, estaba completamente agotado. Creé y modifiqué diálogos y escenas dentro de las telenovelas, mientras las veía. En el Mundial del 94, prácticamente llevaba puesta la camiseta de Romario, ensayando mentalmente cómo celebraba los goles en estadios llenos de gente y emoción. Veía los nuevos espectáculos de **U2**, delirando en sus casi reales pensamientos de que estaba haciendo una especie de dúo con el propio Bono Vox. Entonces, ¿cómo podría ver pasivamente los entusiastas *Reality Shows*, sentado en un sofá comiendo palomitas de maíz?

Por vergüenza o por miedo a ser tomado por un idiota, al principio traté de omitir lo mucho que me excitaba. Aunque mantuve este deseo en secreto, pronto todo saldría de mi propio instinto natural de serlo. Entonces exterioricé mi espíritu pionero y fui en busca de esa novedad.

Incómodo, mientras esperaba el lanzamiento de "G", ya me había inscrito en todos los programas de este género. Mi cabeza estaba totalmente concentrada en *Casa de los Artistas y Big Brother*. Ambicionando los dos más famosos, apenas podía creerlo cuando fui preseleccionado para participar en la tal: *Isla de la seducción.*

SBT apostó mucho a este nuevo proyecto. Cuatro parejas serían elegidas por la propia estación para una especie de prueba de fidelidad. En una isla paradisíaca, estarían separados y vivirían juntos durante meses con otras personas solteras del sexo opuesto. La primera etapa de la proyección se había realizado a través de Internet. A través de fotos y respuestas a un breve cuestionario, se seleccionó a los que llenaron el perfil del programa. Luego, la estación trasladaría un equipo de profesionales a algunas ciudades de Brasil, donde harían una segunda evaluación con las preseleccionadas.

Y ahí estaba, una vez más, emocionado y nervioso, llegando a una compañía de producción de videos donde se había programado la nueva entrevista. Mientras espero en una sala de espera, sería imposible que mi inseguridad no reapareciera, alrededor de una sola duda: ¿qué pasa si ahora dicen que soy mucho mejor en la foto que personalmente? Por último, concluyo por mi cuenta: ciertamente, esta es una de las principales razones por las que viajaron hasta aquí. Necesitan ver a todo el mundo de cerca.

Con las manos frías y sin saliva, entré en esa habitación. Delante de mí, dos productores y los principales responsables de la elección de los participantes me analizaron detenidamente. Aunque me sentí intimidado por tantas preguntas, quedé sorprendentemente seguro de mis respuestas, además de estar bastante desinhibido por las inesperadas cámaras mientras hablaban conmigo. Por la aparente satisfacción con la que me miraban, estaba casi seguro de que cumplía con las expectativas. O, al menos, no demostraron que pensaban que yo era mejor en fotografía.

Antes de las despedidas, aumentaron mi confianza asegurándome que debía mantener la calma, repitiendo que cumplía el perfil del programa. Estaba encantado y, por lo tanto, menos inseguro. Sin embargo, estaba tranquilo a la mañana siguiente, cuando recibí una llamada de la productora confirmando que yo era uno de los seleccionados. Todo lo que tenía que hacer era hacerme exámenes médicos, conseguir un pasaporte y hacerme una prueba psicológica.

Estaba aún más agobiado de lo que la propia naturaleza me había hecho. Compré ropa nueva, me corté el pelo, tomé el sol y mejoré mi aspecto. Después de todo, pronto saldría en televisión. Así que volví a anticipar los hechos y pasé largas horas preguntándome: ¿cómo sería allí dentro? ¿Cómo debo comportarme? ¿Qué postura adoptaría? Ensayé algunos diálogos. Elaboré las respuestas. Y frente al espejo del baño de mi casa, también me aseguré del ángulo que sería más hermoso frente a las cámaras.

Sin perder tiempo, solicité un pasaporte y me hice exámenes médicos. No me preocupaba por la prueba psicológica. Sí, porque no importaba lo mucho que sentía a lo largo de mi vida que algo dentro de mí no funcionaba perfectamente, también sabía que no llegaba a la locura. Y no me hubiera imaginado que un psicoanalista sería mi calvario.

Acomodándome cuidadosamente para no llegar tarde, antes de ponerme las zapatillas, me puse un calcetín blanco. Como no pude encontrar el otro pie, involuntariamente me puse el más cercano. Y con la prisa de siempre, salí de casa con un par de calcetines de diferentes colores. Aun así, no le di la menor importancia, después de todo, no sería la primera vez que salía así, y posiblemente nadie se daría cuenta de ese pequeño detalle.

Sentado frente a esa psicóloga, no sería tan predecible. Después de un breve saludo, un largo silencio dio un tono indeseable. Intrigado, todavía no sabía qué actitud más enfocada debía mantener ante esa mirada investigativa. Indeciso, no sabía si simplemente empezaba a hablar o esperar a que ella me interrogara. Me acorralaron e intenté romper el hielo:

- ¡Guao! Eres tan joven.

Era como si esa ausencia de sonido me molestara tanto y pudiera ver en mi voz la fuga que podría reducir un poco esa tensión. Pero la doctora empezó a dejar claro que todo era un juego personal de ella, con el propósito de desentrañarme poco a poco:

- ¿Por qué el asombro? ¿Qué esperaba?

- De hecho, me imaginaba a una anciana gruñona y no a una mujer tan hermosa.

También apuesto a que ser agradable era la mejor manera de crear una atmósfera amistosa al principio. Pero después de una respuesta seca: "gracias", volvió a mirar esa mirada intimidante en mi dirección.

Aunque pude aguantar por minutos interminables, empecé a ponerme nervioso. Era como si algo estuviera hirviendo dentro de mí. No tuve la fuerza para evitar que mi **DDA** me dominara. Agobiado, dejo que mi impulso hable por mí:

- ¡Bueno! Seamos francos. Viniste aquí solo para saber si estoy loco, ¿no? Y se dio la vuelta, llena de técnicas, tácticas y estrategias psicológicas:

- Tal vez sea así, ¿no?

He aquí, en un gesto inesperado, **DEMINCO** se levanta el pantalón y muestra lo que MARCUS intentaba ocultar:

- ¿Realmente crees que quien usa un par de calcetines cambiados puede ser normal?

Era como si hubiera dos fuerzas dentro de mí: una fuerza tratando de mantenerme normal, escondiendo mis calcetines, luchando en vano contra la otra fuerza, mucho mayor, que siempre actuaba instintivamente. Infelizmente, sintiendo que había hecho algo grosero, supe que esto era parte de mi forma natural de ser y acepté mi propia irreverencia solo como una fórmula para reducir un poco de esa detestable formalidad. La doctora parecía no entender ninguno de mis chistes y, sin encontrar la gracia, los siguió mecánicamente:

- ¿Qué más haces diferente? Háblame de ti.

- ¿En serio?

- Sí.

- De hecho, soy todo lo contrario. Pero no se preocupe. Por cierto, ¿quiero saber si podría matar a alguien ahogándolo en esa isla?

Definitivamente no fui yo. Las palabras salieron de mi boca. Y solo después de decirlas podría entender: se me había salido otra gran mierda. Aun así, nunca podría predecir que alguien podría tomar en serio mis tonterías. Sin embargo, esa psicóloga lo haría. Y me pregunta con frialdad, como si todo fuera realmente una posibilidad concreta.

- Eso podría pasar. ¿No te parece que sí?

¡Santa mierda! ¡Qué malhumorada y pesimista era! ¿Crees que sería capaz de matar a alguien? ¿Por qué no se rió con todos mis intentos de relajación? Me perdí el primer prototipo que creé: "Si fuera esa vieja gruñona en la que pensé, tal vez le parecerían divertidas mis bromas. Sin ningún sentido común, mi amigo **DDA** intenta una más:

- Nunca mataría a una persona que está siendo filmada, doctora, pero le sugiero que no apague las cámaras.

Finalmente, me consoló con su sonrisa, pero no porque le pareciera gracioso. Dibujando una risa artificial y levantándose simultáneamente de la silla, fue una forma educada de decir que la sesión había terminado. Ella ya había hecho un mal perfil de mi perfil. Aun así, dejé esa entrevista ingenuamente feliz y satisfecho de haber logrado arrancar una sola sonrisa de ese rostro serio.

A la mañana siguiente, ya estaba ansioso por embarcarme por la noche cuando me enteré de que ya no viajaría con los otros participantes. Ni siquiera todos en la producción del programa esperaban eso. Incluso tuvieron que reemplazarme en el último minuto. Probablemente, aconsejado por la doctora, enviarían a alguien menos "anormal" que yo.

Estaba abatido, preguntándome: ¿Cómo es posible que una persona que me miraba durante tanto tiempo y tan penetrantemente no hubiera podido darse cuenta de que simplemente trataba de ser agradable? Hoy, después de varios estudios de mi propio comportamiento, me siento más aliviado, viendo que el problema no estaba en mí. Era solo una psicóloga sin sentido del humor y sin preparación, que no sabía nada sobre el trastorno de déficit de atención.

Como resultado del desacuerdo, en ese momento, el **DDA** vino inevitablemente a mí con una incómoda preocupación por haber sido el único eliminado en ese psicotest. ¿Era la desaprobación el certificado de locura? Afortunadamente, no tuve espacio para potenciar esta ligera paranoia, porque unos días después me llamó un amigo:

- ¡**DEMINCO**! ¡Tu *G-magazine* acaba de llegar a los stands!

Así que volví a recordar lo que había sido parcialmente borrado de mi enfoque principal. Y, viendo que otra motivación me mantendría entretenido, me olvidé de la cara de esa doctora, que había guardado con rabia.

* * *

La sorpresa con la inesperada llamada telefónica, trayéndome la novedad, no fue nada ante mi propia perplejidad frente al quiosco: aproximadamente diez revistas alineadas, una por una, con mi foto expuesta allí para que todos la vieran. En ese momento, la vitrina funcionaba como un espejo, reflejándose directamente en mi rostro petrificado. Asombrado, me quedé allí unos minutos antes de decidirme a comprar una.

El prejuicio explícito en la cara del vendedor sería el presagio de lo que estaba por venir. Y allí empecé a dimensionar otra realidad: el tipo me miraba, causándome tanto consuelo porque estaba comprando una *G-Magazine*, que me sentí obligado a darle una satisfacción:

- ¿Sabe lo que es, señor? ¡Soy yo en la portada!

En tono desenfadado, dice: "¡Lo sé!", insistió en dejar claro que no creía en nada de eso. Y tal vez hubiera sido mejor no haber estado tan alarmado, porque la duda del vendedor sobre mi elección sexual se extendió a otros que también testificaron mi justificación. Antes de irme, mientras todos me miraban extrañamente, pensé en doblarla para ocultar lo que llevaba en mis brazos, pero la vanidad y el orgullo no me permitían amasar mi propia foto.

Había esperado tanto tiempo por ese momento que también sería imposible no pensar en sacarla inmediatamente y ver todo lo que había dentro del centro comercial. Pero si ya me hubiera causado tanta incomodidad al comprarla, ¿cómo sería abrirla en medio de una feria de comida tan concurrida? Conteniendo mi ahogada curiosidad, regresé a casa. Solo, en mi habitación, volteando por el asombro página por página, las sensaciones oscilaban dentro de mí: a primera vista, una satisfacción con la calidad de las fotos de extremo buen gusto. Pasé rápidamente por la realización personal, por un logro más "grande" en mi vida. Surgiendo inevitablemente la preocupación sobre cómo reaccionarían amigos y miembros de la familia. Y hasta una ligera conciencia, sin gracia, de que muchos me verían desnudo, en muchos ángulos y posturas diferentes. Finalmente, una incertidumbre: ¿qué vendría ahora, después del lanzamiento?

Hubo llamadas telefónicas ininterrumpidas de todos lados. Invitaciones **VIP** para las mejores fiestas en discotecas y clubes nocturnos. Gente que nunca había visto antes se convirtieron en amigos efímeros e interesados. Cumplidos constantes ligados a intereses personales, ya sea que tuvieran connotaciones sexuales o simplemente pegarse en mis breves minutos de fama. Acoso de ambos sexos. Propuestas indecentes. Sin olvidar los chismes despectivos de aquellos que prefirieron denigrarme, antes de conocerme.

Sabiendo que enfrentaría todo eso y sintiéndome relativamente preparado, poco a poco comprendí que hay y siempre habrá situaciones que nos mostrarán lo inexpertos que somos. Como, por ejemplo, el día en que ese empresario de Belo Horizonte llamó...

Ostentando ser el dueño de muchos negocios ociosos, primero me invita a ceder una simple noche de autógrafos en su club nocturno gay. Ofreciéndome un buen pago y siendo responsable de los gastos de mi viaje, no dudé. Después de todo, en una de las cláusulas contractuales con la revista se especificaba que, al ser invitado, debía viajar con el fin de divulgar la obra.

Sin embargo, viendo que yo no puse ningún obstáculo importante, él no tardaría mucho en exponer su verdadero interés:

- Tienes que aprovechar al máximo este mes como prueba y reunir algo de dinero.

Aunque estuve de acuerdo en parte, opté por permanecer en silencio y escuchar hasta dónde quería llegar:

- Aquí mismo conozco a varias modelos que ganaron mucho dinero participando en orgías y fiestas de swing (intercambio de parejas).

Al darme cuenta de que en esas conversaciones, él indirectamente puso a prueba mi flexibilidad, traté de anticiparme:

- ¡Sí! Pero hay cosas que nunca haría. Antes de concluir, y aunque sabía que él lo había entendido, me esforcé por reafirmarlo:

- Y por ninguna fortuna en este mundo.

Lo despistaba, pero no dejaba de ser un inconveniente de repente. Pronto me di cuenta de que estaba decidido a lograr algo conmigo, proponiéndome, antes de colgar, como si fuera absolutamente banal:

- Y hacer una película porno, ¿qué te parece?

Recuerdo que estaba sin ánimo cuando oí que algunos compañeros de trabajo de mi madre me vieron desnudo que llevaba días sin tener una sola erección. Si fuera a hacer una película porno, probablemente moriría impotente. Aun así, le agradecí negándome:

-¡No! ¡No! ¡Gracias!

El plan milagroso de ese otro hombre de negocios también fue descrito en detalle por email. Me confió su fantasía más íntima: ver a su esposa teniendo sexo con otro hombre. Añadiendo a los textos fotos y números de teléfono de los contactos, concluyó enfatizando que yo sería el prototipo perfecto para hacer de este fetiche. Aunque siempre admiro la creatividad y la complicidad de una pareja, estos no serían suficientes atributos para no encontrar todo eso demasiado absurdo para mi cabeza.

Era extraño e incómodo recibir diariamente halagos de hombres y mujeres por placer o por dinero.

Aunque Ayrton me había preparado para casi todo tipo de propuestas, tenía miedo de escucharla:

- ¿Cuánto quieres para salir conmigo?

Normalmente, cuando reflexionaba sobre esta situación, años atrás, imaginaba que respondería inmediatamente con puñetazos y maldiciones. Pero estaba tan desarmado e indefenso que era más fácil llorar que atacar.

Incómodo con la facilidad de los que tenían acceso a mí y, para filtrar esos contactos inmorales, decidí invitar a un colega para que me diera una especie de consejo. Trabajando en el área de publicidad y comunicación, Francisco comenzó a programar mis citas y a responder en mi nombre parte de esas llamadas telefónicas improductivas.

Bien asesorado, llegué a una famosa emisora de radio, y el propio Francisco había programado una entrevista. Sentado a mi lado mientras el presentador me entrevistaba en directo, intentó hacer un gesto o escribir en un papel las respuestas que debía dar. Poco sabía que la impulsividad siempre aparecía en mí incluso antes que la lógica y nada de eso funcionaría. Pronto la educada periodista pregunta:

- ¿A qué te dedicas?

Lo impredecible de mi interior renació:

- Hago casi todo, ¡incluso cantar!

Sorprendido por la respuesta, Francisco reacciona naturalmente con calma, después de todo, tal vez no me conocía tan íntimamente y yo era realmente un cantante que esperaba una oportunidad. La presentadora, sorprendida, tampoco sabía la verdad y decide dar más cuerda:

-Oh, ¿sí? ¿Y qué tipo de música cantas?

Viendo que todos murmuraban en cuanto a la credibilidad, me sentí aún más libre:

- ¡**Rock** internacional! Pero mi fuerte es **U2**!

Me sorprende la novedad, mi colega y asesor de prensa me susurra a los oídos con moderación:

- ¿Por qué no me lo dijiste? Tomaste clases de canto, ¿no?

Mientras yo agitaba la cabeza, negando, dando más vida a su preocupación, la entrevistadora a mi lado me intimida sin tregua:

- ¿Puedes cantar algo?

No podía echarme atrás y no sabía por qué me lo había inventado. Bajo la presión de mí mismo, fui dirigido por mi propio **DDA** que, absolutamente desinhibido, desafinó mientras cantaba *With o r Without You* en vivo. Francisco levantó la vista y, asombrado, supuso que su trabajo no sería tan sencillo: controlar a un tipo como yo sería casi imposible. El clima fue más agradable después del juego y todo empezó a fluir con más relajación. También era la víspera del Mundial y había mucho descontento en torno al jugador Cafú. Aludiendo a este tema exhaustivo en los medios de comunicación, la periodista todavía me pregunta:

- ¿Quién crees que debería jugar por el flanco derecho?

Podría ser simplista si no fuera por esta manía de eludir lo obvio. Y aunque estaba satisfecho con el jugador y tenía otros nombres sobre los que dar mi opinión, mis pensamientos volaron inconscientemente en busca de la respuesta más inesperada:

- ¡El forajido Belo! Creo que sería un gran elemento sorpresa en el equipo.

Era más fuerte que la racionalidad asociar involuntariamente dos controversias. Afortunadamente, todos se rieron mucho, porque nadie esperaba esa respuesta, ni siquiera yo.

Saliendo del estudio y ya en el coche, Francisco se mostró reacio antes de admitir que canto muy bien.

Aun así, asimilé tu mensaje:

- Cuando todo esto pase, ¿pretendes ser cantante?

- ¡No!

- ¿Piensas trabajar para la policía?

- No, tampoco.

- ¡Entonces, por el amor de Dios, no cantes más! Y olvida que Belo existe.

Compartiendo parte de su experiencia conmigo, sugiere sabiamente que aprovechemos ese breve mes como evidencia y lo dirijamos hacia algo concreto. Por lo tanto, decidimos de mutuo acuerdo resaltar con cautela mi profesión. Así que, si no surgiera nada nuevo después de la revista, al menos tendría muchos más estudiantes que enseñar. Aunque sabía lo difícil que sería seguir este consejo al pie de la letra, traté de ser más cauteloso para no desviarme del tema en los otros días de la entrevista, en São Paulo.

Todo el programa se grabaría dentro de una habitación, en un gran hotel cerca de la Avenida Paulista. Dentro, una cama matrimonial y en ella una hermosa morena, con un corsé y una liguero rojo que me entrevistaría. En medio de este clima erótico que flotaba en el aire, no sería difícil de predecir: me había metido en otro lío.

Me quedé sorprendentemente sereno. Estaba tan acostumbrado a situaciones extrañas y preguntas escabrosas que no me sorprendería nada más. También era plenamente consciente de que había hecho una revista gay y esto despertó la curiosidad sobre mi sexualidad y mis fetiches. No esperaba que me preguntaran simplemente sobre mi religiosidad, mi equipo de fútbol favorito o sobre política.

Aparentemente, es práctica de los entrevistadores despistar un poco al principio hasta el despliegue de lo que realmente les interesa argumentar. En medio de las primeras preguntas de rutina, fui consistente a las respuestas con Francisco:

- ¿A qué te dedicas?

- Soy Personal Trainer!

- ¿Cómo reaccionó tu familia?

-Ellos me apoyaron...

Pero encontré toda esa obviedad sin vida. Y ese robot predecible que intentaba interpretar, tampoco era yo. No veía ninguna gracia en responder a todo tan tristemente y ya estaba hirviendo de impulsos desde dentro. Sin embargo, de repente, las preguntas finalmente comenzaron a calentarse y rompí la monotonía, olvidando por completo mantener la seriedad:

- ¿Cuál es tu mayor fantasía sexual?

- Realmente querría tener sexo con la mujer maravilla. Desde que era niño, cuando veía dibujos animados, me gustaba mucho.

Ciertamente, por su aspecto inexpresivo, era obvio deducir que nunca había oído nada parecido. Y tan pronto como recupera su asombro, trata de seguir intimidándome:

- ¿Qué opinas del sexo anal?

Y, bajo un duelo interno de ser creativo, pero también de retrucarla, respondí sin pausa:

- ¡Eso depende! ¿Mío o tuyo?

Para su suerte, el programa no fue en vivo y el sábado por la mañana me aseguré de que se hiciera un buen montaje para cortar su falta de ingenio frente a esa respuesta.

Además, en São Paulo, me invitaron a participar en esa otra novedad: un canal de entretenimiento filmado en vivo por Internet. Las preguntas instantáneamente tomadas de e-mails de los usuarios de Internet fueron leídas por una joven pareja de entrevistadores.

Durante días sin hablar con Francisco, tenía un sentido remoto de libertad verbal. Porque era casi insoportable seguir usando esa máscara de formalidad. Después de los breves saludos, comencé a expresar todo lo que realmente soy, refutando con irreverencia esas primeras preguntas, casi obligatorias:

- ¿A qué te dedicas?

En ese momento, por extraño que parezca, ya no deseaba seguir siendo *Personal Trainer*. Quería algo más allá. "Muchas puertas se abrirían después de G." Esas palabras se habían vuelto permanentes en mi optimismo. Sería inevitable que un soñador, como yo, no se dejara seducir por la voluntad de participar en telenovelas y *Reality Shows*. Por esta razón, no le di suficiente importancia a hacer *marketing* personal sobre mi profesión, mucho menos a recordar todo lo que había acordado con mi asesor:

- Bueno, hago muchas cosas: me cepillo los dientes todos los días, almuerzo, ceno, orino, duermo, y cuando nadie me observa, incluso hago algunas indecencias.

Aunque era sincero, todo el mundo se reía. Tal vez fue una forma de mi inconsciente, de manera indirecta, para protestar, extravasando todo su descontento con esas mismas preguntas predecibles. La charla se desarrollaba de otras maneras y, entre otras cosas, no podía creer el e-mail que el entrevistador leía en voz alta:

- ¿Quién crees que debería reemplazar a Cafú?

Esa es la línea que mi **DDA** estaba esperando. Y no me permite pensarlo dos veces:

- Ya lo he dicho en otra ocasión y lo diré de nuevo: ¡El fugitivo Belo!

Para mi suerte, Francisco no lo había visto y días después la policía federal finalmente encontró y arrestó al cantante. No es que tenga nada en su contra, mucho menos odiaba la pagoda hasta ese punto. Pero todo parecía estar arraigado en algún lugar de mi mente confusa y siempre surgía en asociación con la otra controversia, como la del jugador Cafú en la Copa Mundial.

Aproximadamente tres días después, entre idas y venidas, allí estaba yo aterrizando en una hermosa tarde en Recife. Aunque estaba completamente en desacuerdo porque alguien querría mi autógrafo y no me sentía como una celebridad solo por haber aparecido desnudo en una revista, no contestaría el trato que Francisco había hecho con la dueña de aquel club gay. Y en una especie de paquete promocional, Joana me había contratado para una noche de autógrafos, un mini *striptease* y una breve entrevista. Tratando de engañarme para que lo haga todo demasiado simple, hablo conmigo mismo:

- ¡Relájate! Todo el mundo te ha visto sin nada. ¿Cuál sería el problema de quedarse en tanga ahora?

Aunque vi cierta consistencia en este razonamiento, estuve de acuerdo, pensando en el buen dinero que recibiría.

Sin embargo, lo que parecía más fácil sería el mayor problema. Joana pretendía interrumpir la música en un momento dado de la fiesta, mientras todos bailaban en la pista de baile. Luego, una pantalla grande mostraría mi entrevista en vivo en una sala **VIP** dentro del propio establecimiento.

Todo iría bien si no fuera por una sola pregunta que ella anticipó cuando me recibió en el aeropuerto:

- ¿Qué había entre tú y el fotógrafo? - Afirmando - Todo el mundo quiere saberlo, y esa va a ser mi primera pregunta. ¿Algún problema?

Sin reacción, respondo apáticamente:

- ¡No! ¡No!

Pero empezó a ponerme los nervios de punta. Después de todo, si esa fuera tu primera pregunta, ¿cuál demonios sería la siguiente?

Por la noche, el club estaba completamente ocupado para el lanzamiento de mi *G-Magazine*. Yo era el centro de atención. Mucha gente vino a saludarme por el hermoso trabajo. Otros venían con propuestas, invitaciones o con los inconvenientes habituales de siempre. Sin embargo, nada me desviaría de esa expectativa: ¿qué me iría a preguntar aquella loca?

Definitivamente uno de los clubes nocturnos gay más grandes en los que he estado. Pero ni siquiera en medio de ese enorme espacio físico tendría la suerte de no encontrarme con Joana a veces. Parecía que me seguía, se convirtió en una especie de sombra. Y dondequiera que iba, ella estaba tratando de hacerme enojar:

- ¿Has pensado en la respuesta?

Poco anticipó que, en ese momento, ya había ensayado mentalmente al menos doscientas maneras de no ser grosero en responderla, además de hacer análisis combinatorios de todas las posibles probabilidades de otras preguntas. Y riendo, irónicamente, también hice expresiones de aquellos que llevaban la plena convicción de que realmente tenía algo con el fotógrafo:

- Responde a la verdad a tiempo, ¿de acuerdo?

Y sin percibir que yo no encontraba la menor gracia en ella y, por lo tanto, no correspondía a su risa unilateral y desagradable, se rió sola, pareciendo sentirse como la gran intelectual por haber ideado esa tonta pregunta. También estaba tan emocionada con mi respuesta que si la afinaba un poco más, podría triplicar mi pago, si creaba alguna historia milagrosa o inventaba que tenía algo con el fotógrafo. Eso es todo lo que necesitaba que pasara.

Ya no me preocupaba por ese *striptease*. Se había convertido en muy poco, dada la preocupación latente por la entrevista. Aunque no bebo, recuerdo que esa noche tomé al menos cuatro tragos de *whisky* con energizantes.

El temido tiempo finalmente estaba llegando. Joana me invita a acompañarla a la sala VIP. Mi aflicción aumentó en sincronía con mis pasos. Mis manos frías y temblorosas denunciaban lo tenso que estaba. Y la relajación del alcohol se superpuso al nerviosismo, dejándome absolutamente "de cara". Sentado a su lado, veo estático que tiene un micrófono en los puños gritando:

- ¡Atención, todos! - Estamos aquí esta noche con MARCUS **DEMINCO**, ¡portada de *G-magazine*!

Mi boca no salivaba, haciendo que mis labios se pegaran mientras ella continuaba:

- Voy a tener una charla rápida con él. Después de sufrir una espera y agonía, me dijo:

- ¡**DEMINCO**! La pregunta que no quieres callar...

Sin embargo, en ese momento, cuando aún intentaba repetir el resto de esa estupidez, el micrófono empezó a hacer un ruido extraño, una especie de *feedback*. Puedo decir que nunca antes un adagio popular había sido tan bien empleado como ese día, porque yo estaba realmente "*salvado por la campana*". Nadie ahí dentro fue capaz de arreglar ese bendito micrófono.

* * *

En medio de este apuro, mi vida se había puesto de cabeza. Tardes de autógrafos, entrevistas en radio y televisión, presencia en fiestas gays y discotecas. Me convertí en una parte indirecta de un mundo antes desconocido. Al principio, era casi imposible mantenerme menos asombrado por las escenas frecuentes de las que empecé a ser testigo. No podía concebir de forma natural cómo la gente del mismo sexo podía estar junta, de la mano, besándose unos a otros, como algo absolutamente normal. Sin embargo, un e-mail inesperado me haría ver todo con menos prejuicios y más humanismo.

Tal vez porque no me conocía personalmente o porque nunca imaginó que contestaría, Felipe se sintió a gusto para confiar en mí en cartas un poco de su vida.

Me llamó la atención la forma respetuosa en que escribió, distinguiéndose de los demás. Cuidadoso, empezaba a andar con rodeos para felicitarme por las fotos. Entonces, tímidamente, afirmaba haber sido una de las revistas *G-magazine* más hermosas que jamás había visto. Sin embargo, incluso antes de llegar al final del e-mail, una contradicción me dejó absolutamente intrigado: ¿por qué alguien que afirmaba haber disfrutado tanto de mi sesión, la rompería o la tiraría a la basura, como él mismo confesó? Aun así, Felipe pronto me haría entender justificándose:

> Descubrí la homosexualidad a la edad de once años, al mismo tiempo que descubrí la sexualidad. Mientras todos mis compañeros me decían que pensaban en algunas de las chicas de la clase cuando se masturbaban, yo ya pensaba en los chicos. Pero yo era tan joven que no me daba cuenta de lo que estaba pasando. Más tarde, traté de salir con chicas para corresponder las cosas, a veces de mis padres, a veces de parientes que siempre preguntan por ello [...] Aun así, no podía sentir ninguna atracción por ellas y era muy infeliz. Lloré pensando que estaba enfermo, intentando todo para evitar este

instinto, pero realmente parecía ser más fuerte que yo. Y de un lado a otro, allí estaba yo pensando de nuevo en los chicos. Hoy, a los dieciocho años, vivo en medio de toda esta angustia. Y para empeorar las cosas, soy hijo único. Mi pobre madre, una mujer tan religiosa, siempre habla de la homosexualidad como de la cosa del diablo. Mi padre, descendiente de una familia de militares, trata de mantener una educación estricta. Y cada vez que este tema aparece en reuniones con familiares o amigos, le oigo repetir con orgullo que no hay homosexuales en nuestra familia. No creo que tenga las agallas para tomar el mando. Incluso me veo infeliz en el futuro, casándome con una mujer simplemente para no decepcionar a todo el mundo. Nadie aquí en casa podría descubrir que soy gay, así que tuve que romper tu revista. ¿Me entiendes?

Confieso que esta historia me conmovió profundamente, y todavía conservo a Felipe como amigo, aunque nunca lo he visto. Intercambiamos e-mails con cierta frecuencia. A partir de entonces, empecé a imaginar el drama similar de muchos otros homosexuales y poco a poco fui recibiendo la mayor lección de esa nueva etapa de mi historia. Más valioso que todo el dinero que pude recaudar después de la "G" fue, sin duda, la inestimable fortuna de aprender a respetar a todos los seres humanos por igual.

Fue como si entendiera que un ciclo más había muerto en mi vida. Ya sea que la homosexualidad llegue a ser herencia genética, comportamiento, o la influencia del factor ambiental, para mí, hoy en día, poco importa. El punto es que, debido a la historia de Felipe, no volví a juzgar a nadie por su identidad sexual.

Apenas terminado el mes, todas esas noticias que, al principio, me emocionaron mucho (los frecuentes cumplidos, las invitaciones a las mejores fiestas, las propuestas, el ego ennoblecido por el acoso habitual, todo el mundo queriendo conocerme...), todo eso se convirtió en un poco demasiado poco. Porque ante mi necesidad instintiva de hacer historias, prevaleció la sed insaciable de vivir. Sentí que necesitaba tomar nuevos vuelos.

No sé si es parte de la perturbación o si es parte de un espíritu obstinado y persistente conmigo. Pero es verdad que alguna fuerza dentro de mí nunca me permite renunciar completamente a todo a lo que aspiro con deseo. Solo estate un poco callado, callado y deambulando por ahí. Pero tan pronto como mi incesante inquietud me recuerda que algo quedaba por hacer, todo emerge con el mismo deseo y entusiasmo inicial. Y viendo apático la televisión en una de esas noches, volví a jugar con lo que había puesto a dormir: mis fantasiosos *Reality Shows*.

Ponía tanta esperanza en cada nueva solicitud abierta para la *Casa de los Artistas* o para *Big Brother* que siempre sufría cuando el programa comenzaba, porque hasta el último momento, creía que sería llamado. También evitaba recordar a esa querida psicóloga y cómo estuve tan cerca de participar en esa *Isla de seducción*, si no fuera por ese maldito psicotest.

Mirando estos programas a diario, me retorcía en el sofá y freía mi mente, construyendo las diversas maneras de cómo podría participar en algunos de ellos. Al final de una de las ediciones de Casa de los Artistas, vi una oportunidad.

Mientras el ganador agradeció a Fernando Rancoleta por la invitación, tomé nota de ese nombre. ¿Sería este tipo el principal responsable de elegir a los participantes?

Aún decepcionado, viendo que ninguna puerta se abría fácilmente después de la revista, como mucha gente me hizo creer, vi una brecha en ella. Sin perder más tiempo, corrí a buscar la información para asegurarme de esa primera suposición. En Internet, terminé averiguándolo. Era uno de los directores de reparto de **SBT** y el principal responsable de la selección del programa. Entonces planearía cómo llegar a él.

Por suerte o por coincidencia, un pariente, si se me permite llamarlo así, un primo segundo, trabajaba en la estación. "Bahía", como todo el mundo sabe, es una de esas personas nacidas para el arte. Haciendo justicia al apellido, un hombre que lleva el nombre de todo un estado no podía limitarse al provincialismo. Pronto abandonó el noreste, yendo a São Paulo en busca de sus sueños. Artista nato, músico y compositor, escritor de poemas y obras de teatro, actor de muchos falsetes y, sin duda, uno de los **DDA** más agonizantes que he tenido el placer de conocer. Quizás, a pesar de toda esta sensibilidad, he comprendido fácilmente mi ambición ficticia.

Ciertamente, algún otro **DDA** me juzgaría como un verdadero imbécil por dejar Salvador solo para conocer a una persona. Pero, al parecer en escala a lo mucho que me movía, tampoco dudó en programar una entrevista con Fernando.

Con suerte, aterricé en el Aeropuerto Internacional de Congonhas. Bahía, que ya me estaba esperando, se ofreció a acompañarme a la sede de **SBT**. Al llegar allí, sería casi imposible reaccionar a todo de forma natural. Mantuve mi pose y a través del rabillo del ojo vi ese nuevo mundo fascinado: actores conocidos de un lado a otro, autobuses desembarcando con caravanas reales para los programas del auditorio, mujeres hermosas en la carretera y yo, medio perdido, deslumbrado por lo que solo vi en la televisión.

Pero sería dentro de la habitación de Fernando Rancoleta donde me sorprendería aún más. Mostrando simpatía cuando me recibió, inmediatamente me complació, incluso a regañadientes, cuando le pidió a su secretaria que nos sirviera un expreso. Luego me escuchó atentamente:

- Me pregunto cuánta gente debería molestarte, repitiendo estas mismas letanías. Pero es difícil para mí mantenerme alejado, viendo pasivamente todo esto en la televisión. Necesitaba hacer algo y por eso vine aquí...

Sin dejarme terminar mi discurso, me interrumpe brevemente. Y de manera espontánea, me desarmé cuando asumí que ya me conocía: "Pero, ¿cómo supo de mí ese tipo tan importante?" Mientras tanto, me contó un secreto que hubiera preferido no conocer:

- ¡¿Sabes, **DEMINCO**?! Has sido seleccionado para participar en la Casa de los Artistas. Pero cuando supimos que tu revista estaba en los kioscos, tuvimos que descartarte. Sin saber cómo reaccionar ante lo que acababa de escuchar, seguí sorprendido, esperando su conclusión:

- El nuevo propósito del programa era buscar gente desconocida y no daba credibilidad a los espectadores si una persona anónima estuviera en la portada de *G-magazine*.

No importaba en ese momento si el radiodifusor había adoptado una postura éticamente correcta y yo me convertí en la prueba del mérito de su idoneidad. Sin suelo, no podía creer lo que acababa de oír. Pronto esas frases detestables volvieron a tener sentido: "*Los frutos maduran en el momento oportuno*", "*Todo en la vida tiene su hora*". Estaba tan desesperado que esperé impaciente a que la revista se hiciera realidad que, cuando finalmente fue lanzada, fue directamente responsable de la extirpación de otro "sueño".

Pareciendo sentir mi sufrimiento, Rancoleta intenta disolver mi drama, afirmando vehementemente estar impresionado con mi determinación. Conmovido, también me invitó a la selección de la próxima novela. Pero nada podría curarme. Dejé esa habitación, absolutamente desolado.

Enojado, pasé por días amargos. Me pregunté muchas veces por qué me había pasado que siempre había sido tan optimista. No había respuestas, me peleé con Dios. Creía en la mala suerte, el infierno astral, la peste, la macumba. Y como todavía tengo rastros de negatividad o ni siquiera tengo ningún don para la teledramaturgia, no me fue tan bien en la selección de la telenovela *La pequeña traviesa*.

Meses después, tampoco tuve el valor de aceptar la invitación de otro *Reality Show*: "El conquistador del fin del mundo". Y no me enfureció saber que mi revista había sido elegida por los internautas como la más bella de las últimas ediciones. Mientras tanto, una nueva aplicación para la *Casa de los Artistas* apareció inesperadamente, resucitó esa motivación eterna a mí.

Ya había sido aprobado en las primeras etapas. Con más experiencia, tomé todas las precauciones necesarias el día de la entrevista. Me acordé de la desastrosa prueba piscotest e incluso antes de salir de mi casa, recuerdo haber comprobado cuidadosamente si había usado el par de calcetines del mismo color. Cara a cara con los productores, me esforcé y me mantuve más concentrado. Decidí no hacer el papel de listillo irreverente nunca más. Y respondía a sus líneas, en serio, sobre todo lo que querían saber. Sin embargo, en medio de esa conversación, una sola pregunta frente a las cámaras conectadas en mi dirección me haría no ocultar la esencia de mi espíritu de **DDA**:

- ¿Cómo te sientes ahora, estando tan cerca de participar en la *Casa de los Artistas*?

Me detuve por unos segundos, respiré profundamente y logré contener esos impulsos verbales habituales. Aunque ya estaba hirviendo por dentro, no decía absolutamente nada. No sé por qué recordé, en ese momento, a mi tío que acababa de descubrir un cáncer.

Extrañamente, estaba enojado conmigo mismo, sintiéndome como un verdadero idiota. Con el objetivo de convertirse en una celebridad, mientras que alguien tan cercano vivía ese drama. No podía omitir quién soy realmente. Nunca podría estar feliz o completamente realizado. Porque solo cuando aprendemos a valorar el dolor de nuestras propias penas podemos medir la dosis exacta de no disfrutar de las alegrías sin el sufrimiento de los demás. Así que, inevitablemente, terminé con algunas lágrimas sinceras. Al notar que ambos productores me miraban en desacuerdo, pensé en confiarles la razón de mi llanto, pero preferí disfrazarlo, consciente de que parecería patético. Así que me encogí de hombros y mentí, justificando mi llanto como prueba latente de lo ambiciosos que eran los *Reality Shows.*

Afortunadamente, creyeron en mi excusa fugaz y aun así alabaron mi persistencia por no desacreditarme. Finalmente, añadieron otra pizca a mi entusiasmo, bromeando con que debería irme a empacar, reafirmando que pronto se pondrían en contacto conmigo.

Tan pronto como tuve tiempo de prolongar mi alegría, tres días después, estaba convencido de que esta vez finalmente entraría en ese programa, el propio Sílvio Santos agudiza mi esperanza. "El hombre del baúl" decide en el último minuto cancelar todo el proyecto. Increíblemente, una vez más estaba fuera de todo lo que había estado buscando.

No puedo recordar exactamente lo que pasó después, mucho menos los nuevos sueños a los que me he aferrado para remediar esta frustración. Porque aunque el universo ha conspirado realmente en contra de mis deseos, haciéndome malinterpretar sus razones, preferí aceptar todo eso como una lección más en mi vida. Hoy sé que todo eso depende solo de mi persistencia, seré capaz de hacerlo realidad. Si por aspectos extra físicos no se hubieran alcanzado algunas metas, ya habría llegado a donde mi fortaleza me hubiera podido llevar y, solo en este punto límite, me rendiría y entregaría todo el resto a la misericordia de esa fuerza más grande que mi propia y tonta voluntad.

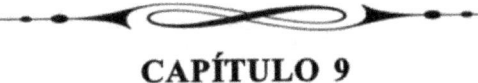

CAPÍTULO 9

Manual Conductual de DDA para DDA (Sin Ritalín)

LAS IDEAS solo pueden ser deseos tímidos y secretos, perpetuándose oscuros a lo largo de la vida indecisa de muchos cobardes. O pueden ser externalizados y puestos a prueba, fuera de la imaginación ilimitada de algunos soñadores. Sin embargo, en el mundo, aparte de una **DDA**, este largo viaje entre la idea y su realización todavía requiere superar terribles desafíos. Entre muchas características sui generis en el comportamiento de los portadores del trastorno por déficit de atención se encuentran las grandes trampas que pueden ser directamente responsables de su éxito o fracaso.

Después de un largo período de investigación, un intercambio constante de información con estudiosos y portadores del trastorno, y la experiencia personal empírica de tener el **DDA**, pude reunir en un manual las 75 (setenta y cinco) características más comunes entre los diferentes subtipos del trastorno:

Manual Cognitivo-Conductual de DDA para DDA

1. Tendencia a aumentar la proporción de un problema. No importa lo pequeño que sea, puede tomar horas, días o incluso meses.

2. Aunque no se da a las mentiras, apenas se resiste a aumentar las historias, poniendo más emoción en las historias antes de contarlas.

3. Capaz de experimentar los cambios de humor más extremos en un solo día. Puede despertar triste y algo inexplicable o incluso algo banal en el transcurso del día puede reavivar el entusiasmo.

4. Suele ser intenso.

5. Es impulsivo en sus actitudes y en su discurso.

6. Perfeccionista (quizás un escudo contra la crítica).

7. Siente que gusta escuchar elogios más que a los demás, como si los necesitara.

8. Cambia de tema durante las conversaciones. Casi siempre, mientras se habla de algo, ya está impaciente por dentro, queriendo pasar inmediatamente a otro tema.

9. No sigue una sola línea de razonamiento, es capaz de pensar en varias cosas simultáneamente.

10. Ama la vida intensamente.

11. Era el payaso o el líder del grupo en la escuela.

12. Cuando se da cuenta de que alguien está triste, trata de encontrar fórmulas para reanimarlo.

13. Tendencia a la distracción.

14. Anticipa pensamientos, diálogos futuros, creando preguntas y respuestas.

15. Deja cosas, ideas y proyectos sin terminar.

16. Es un extremista. Es ocho u ochenta.

17. Siente que tiene muchos momentos de inspiración.

18. Odia la arrogancia y la injusticia.

19. Es un buen maestro de los asuntos que le atraen.

20. Tiene demasiada o muy poca concentración. Si algo no le interesa, por ejemplo, se pierde en medio de un párrafo en un texto o en una escena de novela inmerso en sus sueños. Sin embargo, cuando sucede lo contrario, es capaz de involucrarse de tal manera dentro de los libros o películas, como si fuera parte de ellos.

21. Sueña constantemente despierto.

22. Es muy olvidadizo. Normalmente con nombres, fechas, números de teléfono y cosas que hacer.

23. Dificultad para organizarse.

24. Tenía apodos o todavía los tiene, tales como: desordenado, grosero, tonto, lento, exagerado, "vagabundo" o perezoso.

25. Odia que lo malinterpreten.

26. Se controla para no escribir muchas exclamaciones o reticencias como le gustaría en el teclado de tu ordenador.

27. ¿27 o 28? A veces siente eso porque se pierde fácilmente en el orden numérico.

28. Manía de explicar las cosas con precisión de detalles (volverse prolijo).

29. Si se le pregunta qué es el **DDA**, por ejemplo, si tiene amplios conocimientos al respecto, no sabe cómo o por dónde empezar la explicación. Está tan ansioso por externalizar todo en plenitud que a menudo no transpone exactamente lo que sabe.

30. Siente que necesita ser constantemente cargado, recordado y apoyado para hacer algo que se debe hacer.

31. Le gusta la emoción: velocidad en el coche, diferentes aventuras, etc.

32. Fases de hipersexualidad e hiposexualidad.

33. Odia seguir órdenes o no las sigue involuntariamente. Normalmente no usa cinturón de seguridad.

34. Es inmediatista.

35. Siempre está haciendo muchas cosas a la vez.

36. Hay días en los que se siente impotente. Sin embargo, en otros, se siente capaz de conquistar todo.

37. Tienes muchos problemas para decir que no.

38. Siente un desorden mental, como un desastre interno. Piensa en un torbellino de cosas e ideas simultáneamente.

39. Hay una película en su cabeza antes de dormir. Usualmente tiene insomnio llevando problemas a la cama. Así que a menudo se despierta indispuesto o cansado.

40. Crea pensamientos secuenciales, como, por ejemplo, cuando ve una caja de cerillas, imagina el palillo encendido, prendiendo la boca de una estufa.

41. A menudo tiene ideas brillantes. Sin embargo, pronto las olvida, o la incertidumbre le hace desacreditarlas. Así que algunos deseos se limitan a simples deseos.

42. Es casi insoportable ser paciente en las filas de los bancos o en las largas filas de espera en los consultorios.

43. Dificultad para ser fiel en las relaciones. Sin embargo, cuando traiciona, solo lo hace por emoción, aventura o porque le gusta escuchar nuevos cumplidos.

44. Está impaciente por conversaciones aburridas y lugares monótonos.

45. Anticipa las respuestas de los demás si siguen un ritmo lento y diferente a su razonamiento.

46. Fases de la compulsión por la comida, el sexo o las compras.

47. Siente que, varias veces, las palabras simplemente salen, sin poder medir su peso o sus consecuencias. Por lo tanto, constantemente hace comentarios inapropiados o termina siendo demasiado sincero.

48. Al sufrir el asalto verbal de alguien o arrepentirse de haber dejado a esa persona sin gracia con sus diatribas inapropiadas.

49. Tiene grandes respuestas y una buena presencia de espíritu.

50. Normalmente está relajado. Pero como su estado de ánimo es inestable, a veces solo es reservado en su mundo.

51. Es muy difícil aceptar a las personas tal como son, haciéndolo exigir mucho a los demás.

52. Apurado por decir algo, a la velocidad de su agitación mental, termina creando palabras que no existen o comete errores grotescos en su pronunciación.

53. Le encanta ser puesto a prueba o desafiado.

54. Deja las cosas importantes para el último minuto.

55. La apatía después de un sueño se hace realidad.

56. Por mucho que no quiera, su mente siempre busca algo con lo que ocuparse, como problemas y proyectos.

57. Suele ser vibrante, tiene gran energía y buen humor. Mucha gente busca su compañía porque pasan cosas buenas y no duda en complacer a todo el mundo.

58. Se da cuenta de su personalidad marcadora. Muchos lo recuerdan, incluso después de años.

59. Tiene algún tipo de adicción: café, chocolate, Coca-Cola, cigarrillos, alcohol, cocaína o marihuana.

60. Dificultad para continuar algo con la misma emoción con la que comenzó.

61. Cuando está en una fase eufórica, excitado por algo, dormir le da una extraña sensación de tiempo perdido.

62. Siempre cree que lo que ya se ha hecho puede ser aún mejor.

63. Problema de autoestima, no solo en el aspecto físico, sino principalmente en su propia capacidad.

64. Lleva traumas de la vida académica. Tal vez por eso sufre más, con la crítica ligada a su intelecto.

65. Dificultad para mantenerse quieto. Esta impaciencia le hace experimentar casi todas las posiciones posibles cuando está sentado.

66. No escatima elogios a los demás.

67. Le gusta compartir su alegría.

68. Tiene una fuerte intuición.

69. Siempre se sintió diferente o inusual.

70. A veces tiene la impresión de que sabe exactamente lo que otras personas piensan y sienten.

71. Normalmente es servicial y generoso.

72. Se asegura de que todos se sientan cómodos cuando estén a su lado.

73. A veces está tan en los aires por las calles que tiene la extraña impresión de ser la única persona en el mundo.

74. Cuando va a leer algo, a menudo solo pasa el ojo, sacando solo una conclusión superficial.

75. Por más que domine algo con amplia propiedad, siempre creerá que los demás deben saber más.

Pero sólo hoy, después del alivio de mi diagnóstico, comprendí mejor el origen motivacional de las muchas actitudes atípicas que me atormentaban. Comprendí la razón de esa lucha reacia e invisible para mantener hasta el final el mismo entusiasmo frenético con el que algo estaba empezando y la inseguridad que esporádicamente me ponía a prueba como una plaga, causando remotas sensaciones de que mis ideas milagrosas no son más que banalidades.

También comprendí que había, sí, una razón concreta para el cambio repentino de mi estado de ánimo oscilante, y descubrí la razón de ser de esta concentración voluble: capaz de desconectarme con un solo zumbido de mosca, o de mantenerme extremadamente concentrado durante horas, en algo más atractivo. Comprendí mejor por qué esa tentación casi irresistible de excitarme simultáneamente por otros mil proyectos, y la seducción de dejar todo por hacer, vagando en busca de nuevos propósitos.

Pero ni siquiera el diagnóstico, al traerme, después de años dudosos, la certeza de la diferencia, me traerá el equilibrio de una normalidad que nunca tuve, así como el enfoque momentáneo de tantas píldoras de *Ritalín* no acomodará mi interminable peregrinación a nuevos caminos y aventuras.

Hoy en día, sigo enseñando como Personal Trainer en algunos gimnasios, también he establecido una compañía informal de suministro de pan en condominios residenciales y restaurantes. Tal vez seguiré escribiendo dos o tres libros más hasta que me encanten otras cosas, porque nada cambiará el hecho de que soy para siempre un **DDA**.

Realmente espero que este libro pueda contribuir de una manera sumaria, para que muchos estudiosos puedan entender mejor el lado cognitivo y conductual de los portadores del trastorno por déficit de atención. Si los críticos literarios afirman no ser más que la biografía de un ilustre desconocido, o si los expertos condenan mi iniciativa, me reconforta saber que el libro ha dado aliento a muchas personas que, como yo, también estaban en desacuerdo con lo que estaba sucediendo dentro de una mente turbada, confusa y desorganizada.

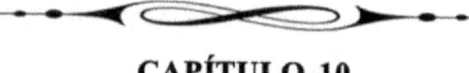

CAPÍTULO 10

Final DDA (Con Ritalín)

PARECE extraño, como si el mundo entero se hubiera estancado durante todos estos meses mientras yo estaba aquí, solo, encerrado en mi propia habitación. Perdí la noción exacta del tiempo, parcialmente aislado de todo y de todos. Renuncié a las fiestas, evité los teléfonos, me relajé en el trabajo, dejé de jugar fútbol los sábados, dejé de salir con amigos y nunca más fui al club con mi novia. También descuidé mi estética: dejé de hacer ejercicio, subí nueve kilos, mi pelo creció mucho y mi barba siempre se mantuvo desarreglada, así como todo lo demás, excepto este libro.

Me enfrentaba a constantes dolores de cabeza, viniendo de los terribles rebabas por más de 115 comprimidos debidamente contados de *Ritalín*, reservando uno, ese día en el que, después de tomar un vaso de agua, no estaba seguro de si lo había ingerido.

También parecía imposible contener mi manía instintiva de querer huir del tema todo el tiempo. Era emocionante en algunos momentos pensar en sacar conclusiones irónicas con Comisión Parlamentaria de Investigación (CPI), Marcos Valério y mensajes o citas rebeldes con el descenso de mi equipo, Bahia a la serie C. Aun así, logré con gran dificultad mantener la compostura y seguir adelante sin dejar el contexto de los capítulos.

También me obsesioné con las letras, y las noches de insomnio de rutina se llenaron sorprendentemente de voces que susurraban nuevas palabras, haciéndome despertar agitado a cada momento, tomando nota de todo. Sin embargo, la superación de la dislexia fue un obstáculo. Y el simple deseo de expresarme era tan grande que a menudo ni siquiera podía escribir correctamente. Tan pronto como nacía una nueva idea, corría desesperadamente a conseguir el bolígrafo más cercano. Y con la prisa por transponerlo todo al papel, a la misma velocidad que pensaba, me convertí en una especie de euforia tan grande que cambiaba aún más la secuencia de las letras, mientras que otras palabras permanecieron a la mitad.

También fue involuntario no darme cuenta de mi desconfianza hacia mí mismo. Después de todo, ¿cómo podría ese estudiante, dueño de las notas más bajas en tontas disertaciones de veinte líneas, ser capaz de escribir un libro con tantas páginas?

Pero yo estaba realmente atrapado en ese sueño hasta el final y cuando todo tendía a rendirse, ganaba fuerza desde el más allá: en las ausencias simples y esporádicas de la inspiración, cuando no estaba lo suficientemente motivado para escribir una sola línea, daba un paseo sobre esos amargos recuerdos escolares, buscando fórmulas para superar ese ego herido y mostrar a los eternos maestros de la escritura que yo no era tan mediocre.

En aquellas muchas veces en que todo parecía humanamente imposible, mi estúpida vanidad se precipitaba y me convertía en la determinación de demostrar a los incrédulos que impugnaban la veracidad de mi perturbación. Y en las inseguridades solitarias de aquellos días más sedientos, cuando pensaba cobardemente en vomitarlo todo, mi incansable persistencia no me permitió sucumbir ante aquellos que dudaban de mi propia capacidad. Tomé el libro como mi mayor desafío personal y nunca aplastaría esas miradas escépticas que nos miran y que siempre nos mirarán a lo largo de nuestras vidas.

Sin embargo, debo felicitar con méritos a los estudiosos e investigadores por la corrección de la característica común más citada y repetida entre muchos **DDA**: esta inmensa dificultad para concretar proyectos. Porque, aunque era obvio y predecible que este día llegaría, no medí el peso exacto de este dolor.

Hoy, incluso el placentero acto pragmático de despertar con el día aún oscuro, tomar un sorbo amargo de café negro, una tableta de *Metilfenidato* y escribir con la compañía de los silenciosos amaneceres, podría revivirme. Ni siquiera el ruido cadencioso del teclado en cada letra correctamente escrita, el agradable sonido del ventilador de techo sobre mi cabeza, o el tímido movimiento de los pocos autos en la calle, disiparían esta molestia vacía.

Y perdónenme los poetas más románticos, los botánicos naturalistas, e incluso los orquidófilos, pero es insoportablemente aburrido para alguien que odia el término medio tener esta indecisión de principios de primavera. Hoy no sé si esperar a que llueva de vez en cuando o salir a comprar un nueva tanga. Y en esta nublada y opaca madrugada de septiembre, mientras muchos esperan con entusiasmo la belleza de las flores, disfruto de una tristeza irremediable y fatídica por llegar al final de mi libro.

Hoy traicionaré incluso a la compañía de este monitor al que accedo delante de mí parece vivo, esperando tanto tiempo mis confidencias que ya no vendrán más. Y me convertiré en un mero espectador, observando pasivamente la salida del día a través de la esquina derecha de la cortina de mi habitación, sin absolutamente nada que pueda hacer para evitar que los primeros rayos de sol traigan consigo agudos ruidos de pájaros, diciéndome que he llegado al límite.

Pero, ¿cómo podría un perfeccionista **DDA** ser capaz de completar algo con esta inquietante sensación de que todavía faltan tantas cosas? ¿Cómo puedo terminar sin contar algunos de mis muchos juegos de palabras?

Aunque odio las fiestas de graduación, por razones sociales no tuve como desprestigiarlas, pero creía firmemente que mis colegas, amigos o primos estaban "coleccionando títulos" y no tomándolos. Un día, en medio de algunas de esas interminables y ridículas ceremonias de juramento, escuché en un tono claro y bueno de parte de un orador de la clase, el término correcto: cotejo de grados. Y aunque me enterara tan tarde, sería inevitable no intrigarme desde allí: ¿dónde podría alguien, después de terminar toda su trayectoria académica, pegar esos muchos títulos?

Ciertamente, lo pegarían en su futura oficina o sala de estar para que todos pudieran verlo. Y aunque ya no cometo este grotesco error, sigo creyendo que es más coherente y plausible imaginar que "los grados están recogidos". Podían guardarlos en un cajón, en un armario o donde quisieran.

Volviendo a mis juegos de palabras, ¿cómo podría terminar mi libro sin admitir que pasé años de mi vida seducido y fascinado por el libertinaje, sin saber lo que la lujuria significaba casi lo mismo? Porque estúpidamente asocié la lujuria con un lugar más lujoso que el lujo mismo.

¿Cómo puedo concluir no contando mi extraña manía de odiar el agua mineral con gas, pero siempre que me ofrecen en fiestas y restaurantes, no dudo en aceptar? Después de todo, el agua con gas es diferente y sin gas, la tomo en casa todos los días.

Y sumergido en esta aflicción atormentada por no saber todavía cómo podré terminar mi trabajo, recuerdo las palabras casi proféticas de un amigo mientras hablábamos:

- Parece que sólo vas a sentar cabeza cuando consigas una gran hazaña.

Aunque he estado momentáneamente de acuerdo con él, hoy me pregunto si alguna vez podré sentar cabeza. Porque al final de un libro, donde muchos celebrarían la alegría de una realización, empiezo a experimentar una apatía desolada por no saber todavía qué nuevo sueño soñaré.

Y en medio del dicho popular que enseña: para llegar a ser seres completos en la vida "hay que escribir un libro, plantar un árbol y tener un hijo", ciertamente elegí comenzar con la tarea más ardua. No subestimar la grandeza o la importancia de otros logros, pero, para una persona con poca visión de futuro, tal vez la viabilidad de un dinamismo sería menos dolorosa en lugar de la lenta y difícil espera tanto por algo. Para hacer un hijo, aunque su plena satisfacción se demuestre tarde, su logro no dura más que el corto tiempo de un orgasmo. La plantación de un árbol es sin duda un gesto noble, pero depende de unos minutos para cavar un hoyo y sembrar semillas, y todo su contentamiento se medirá también más tarde, con la floración de las primeras hojas.

Pero descubrí, con la detestable complicidad de la rutina y el acto solitario de escribir, que hacer una autobiografía es mucho más...

Es como disfrutar de estas sensaciones a diario. Es como dar a luz a un niño, educarlo con palabras o plantar un árbol, fertilizarlo con inspiración. Es una alegría melancólica revivir momentos que se han ido y una tristeza desolada, dándose cuenta de que ya no hay tiempo para remediar muchas heridas. Es un descubrimiento de emociones nostálgicas que recuerdan pasados impalpables. Es impotencia porque ya no es posible disculparse, pero espero que todavía tenga espacio para aprender de ahora en adelante. Es sentirse insensato ante el tiempo y aprender que siempre pasará más rápido que su propia prisa, haciéndote un día completamente incomprendido porque deseabas tanto envejecer cuando eras un niño. Es entender que algunas puertas estaban abiertas y ni siquiera te diste cuenta, mientras que otras permanecían cerradas y tu optimismo te traicionaba, insistiendo en querer abrirlas. Es reconocer que por más que se empeña lo suficiente, todavía llegará lejos de ser perfecto, pero no por eso vacilar en seguir dando lo mejor de sí. Es conseguir perdonar por los innumerables errores cometidos y aceptar que aún continuarás cometiéndolos. Llevar a cabo tu retrato maquillando que, sin ennoblecer algunos malos trazos. Es exponer tu vida sujetándose al purgatorio humano, con la pericia de donar las letras sin ceder a la propia alma. Es también ser un poco omiso, no por exención de sinceridad, sino por prudencia de no comprometerse más allá de la cuenta. Es ahorrar personas, relevar hechos, pero guardar aún muchos secretos, dentro de esa pura magia compleja y sin trucos de jugar a ser Dios, resucitando la propia vida en una forma reinventada de contarla.

E, incluso siguiendo por meses, escribiendo aún interminables páginas, conseguiré exorcizar esa incómoda sensación de incompleto. Porque descubrí también que mi autobiografía es solo un resumen mínimo, un breve relato vago y una descripción todavía bastante superficial. E incluso hurgando con las palabras más bellas, tomados de la habitación del fondo diccionario, el conglomerado más largo de largas explicaciones, sería capaz de medir con precisión, una décima parte de la intensidad absurda de mi camino, genéticamente de ser *Carpe Diem*.

Y si era una carga para llegar hasta aquí, confieso en mis lágrimas internas la incapacidad para terminarlo: dar fin a mi libro sería dudar de la propia plenitud divina y cuestionar la trascendencia de la vida misma. Sería como si fuera posible lo imposible de remediar la angustia latente por el abandono de mi hijo o extirpar el dolor culposo de no regar más mi árbol [...]

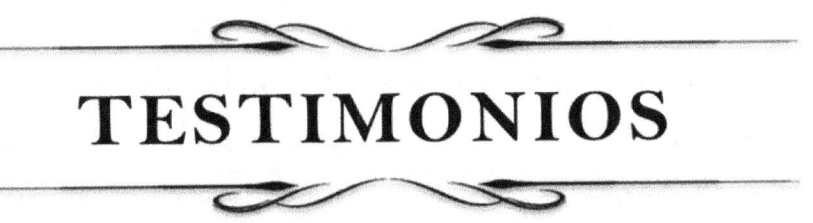

TESTIMONIOS

Yo Soy Así

SABÍA que era diferente, desde que era niña. Yo nací así. ¿Era solo yo? Me preguntaría y preguntaba y no conseguía una respuesta. Siempre me he sentido como una extraña en mi nido, un ser de otro lugar. No lo sabía, simplemente no lo sabía. Siempre he sentido todo al extremo. Amor, pena, amistad y todos los sentimientos unidos en uno solo. Tristeza y alegría, sonrisa y llanto, curiosidad e indiferencia. De hecho, la curiosidad es lo que me mueve. Es una curiosidad que va desde lo más simple y bello hasta lo más desconocido. Es una sed de conocimiento constante, aunque no sea para un propósito obvio. Es saber por saber, por entender, para responder a los muchos "por qué" de la vida.

Tengo dudas sobre todo. Pasado, presente y futuro. Investigo, investigo e investigo y nunca me conformo con lo que la gente dice para callarme. Es algo así como amar inexplicablemente lo desconocido. Es estar a la altura de la elección correcta y abandonarlo todo en busca de lo nuevo. Es sentirme sola en medio de una multitud y sentirme inmersa en un contexto, ser parte del mundo, incluso estando aislada en una habitación. Es pelear con mi hermano y parar todo porque recordé que le compré una medalla en una iglesia el mismo día, para traerle suerte en la búsqueda de un nuevo trabajo. Se la entregué, le expliqué cómo usarla y luego nuevamente peleé con él, pero paré todo de nuevo porque ya no podía recordar la razón de la pelea.

¡Es amar la vida! Querer vivir intensamente cada momento, y odiar la forma en que vive la gente, porque en el fondo, en el fondo, me siento muy diferente de los demás. Es comprar un regalo para alguien sin ninguna razón solo porque estoy feliz, pero sin saber la razón de tanta felicidad. Y cuando trato de recordar por qué, caigo en una profunda tristeza porque me doy cuenta de que todo es temporal.

Odio las reglas y los reglamentos, pero trato de seguirlos porque tengo respeto por el siguiente. Hablo con alguien que no he visto nunca en mi vida, pero a veces dejo hablando solo a un amigo porque recordé algo a través de una palabra que dijo. Y me voy corriendo porque tuve un montón de ideas milagrosas al respecto, realmente magníficas. Con varios pensamientos a una velocidad tan grande y tan loca que, cuando me detengo a escribir y organizarlas, se fueron. Lo olvido porque, en realidad, las secuencias de pensamiento son tan intensas que me pierdo en el tiempo. Pierdo la noción del tiempo y el espacio.

No puedo descansar mientras duermo y, por eso, estoy cansada todo el día siguiente, pero cuando vuelvo a dormir por la noche, tengo un pico total. Es tanta energía que no sé de dónde viene y luego invento muchas cosas para hacer y distraerme. Me despierto queriendo una cosa, a lo largo del día quiero otras 50 y, cuando me acuesto, lo dejo todo de lado porque ya tengo una pasión por una nueva idea. Y hago todo lo que puedo para que funcione, pero luego veo que no funcionó porque ya desistí.

Lloro por los problemas del mundo sin haber resuelto los míos. Y me río en medio de una reunión seria y pronto me arrepiento de las consecuencias. Es como si fuera un niño a pesar de las responsabilidades y misiones que hay que cumplir. Me enfoco en un nuevo asunto como si fuera la salvación del mundo y termino dejando de lado las cosas que me salvarían el día. Trato de explicar lo inexplicable y siempre pienso que nunca habrá una solución, y cuando eso sucede, es como caminar en medio de la noche en la playa, sin destino y dirección correcta. Es todo muy amplio, los pensamientos son amplios.

En realidad, nadie alrededor puede entenderme y ni siquiera sé cómo explicarlo. No puedo hacerlo. Pierdo amigos por no ser entendido, pero los entiendo a todos porque me siento diferente y no sé por qué. Pero ahora al menos sé por qué. Todo es muy confuso y me encanta ser así porque si Dios me hizo con esta pequeña marca en mi cerebro es porque tengo una misión muy diferente que cumplir y aún no sé cuál sea.

Por Flávia Mendes Gomes

Libros En La Estantería

MI HABITACIÓN es un nido de ratas. De repente, me levanto de la cama en un salto y pongo todo en su lugar. Así es mi corazón, también. Trato de poner los libros en los estantes: uno para la familia: hija, marido, padres, hermanos. Otro, los amigos: los que se han ido, los que están siempre cerca, los que nunca han estado, pero a los que quiero tanto como a los demás. Otro, los conocidos: personas que van y vienen de vez en cuando, pero que no han dejado huella. Otro, los enemigos: ¿cuáles? Tengo muchos de ellos. Pero nunca sé quiénes son. Para mí, todo el mundo es bueno, solo cometen errores a veces.

Luego, después de tres días, están todos juntos en el mismo estante, las etiquetas se pierden, no sé quién es quién, quién es de dónde. ¡Espera un minuto! Esto parece mi oficina... ¡Jaja! Mi vida es así: todo tiene su lugar, pero cambian constantemente. Y luego ya no sé de dónde eran, así que la gente se confunde. Los amigos se convierten en familia. Los enemigos se hacen amigos y así va.

Es confuso, pero hasta es bueno. Con los recuerdos, también es así. Oigo una historia, recuerdo otra, leo una palabra, recuerdo una fiesta, siento un olor, recuerdo a alguien, oigo una canción, recuerdo un día... Ningún día es igual, porque cuando él nace igual que ayer, yo ya soy diferente. ¿Humor? Tengo muchas cosas. De mal humor, también... (Risas). Me cautiva mi manera de hablar. Pero me canso cuando hablo de más.

Mis historias son siempre las más divertidas, ilustradas con gestos, sonidos, mímicas, etc. Al menos, hago lo mejor que puedo. Cuando leo un libro, entro en la historia: si está lloviendo en la historia, cuando cierro el libro, corro a cerrar las ventanas, como si estuviera lloviendo aquí también. Por otro lado, si el libro es malo, me salto las páginas y voy directo al final.

¿Películas? Son un problema: odio verlas sola, pero nadie quiere verlas conmigo. Después de todo, mi apodo resultó ser "crítico", porque cada escena merece un comentario. Todo lo que hago tiene que ser lo mejor. Ser bueno no es suficiente para mí. Y si lo que estoy haciendo no es lo suficiente para ser el mejor, me voy a medio camino y no lo termino.

Me encantan los reconocimientos y los cumplidos, pero también me encanta hacerlos. Cuando me critican o me reprenden, siempre doy una explicación. Mis peleas siempre son pasajeras. Después de todo, termino olvidando por qué peleé. Miro a la gente y sé lo que piensan. Especialmente en lo que a mí respecta. Tengo lapsus de imaginación. Miro una cosa y la relaciono con otra, que no tiene nada que ver con ello. Todo tiene que ser qué y por qué. Me preocupo por lo que los demás piensan de mí, así que hago todo lo que puedo de la mejor manera posible.

Hago cinco cosas al mismo tiempo, ahora, cuando me emociono en una de ellas, dejo ir a todas las demás sin remordimientos. Nunca olvido a Dios, evito pedir, pero siempre hago una maña. Soy extremadamente emocional. Lloro solo por ver a alguien cantando bien en el Raúl Gil, ¿sabes? Cuando hablo de la gente que me gusta, nunca tienen defectos, solo cualidades.

Me despierto en medio de la noche para recordar que olvidé el cumpleaños de mi tío Kiko que fue hace tres días. ¡Ah!

Pero también lo recordé tres amaneceres antes de ese día. Me encanta ser filosófica, paradójica. Observo graffitis en las paredes de las ciudades y trato de imaginarme lo que ocurría en la mente de la persona que lo dibujó. ¿Qué trató de decir? ¿Estoy loca o simplemente una desorganizada de mis ideas? Supongo que no olvidé nada, ¿eh? Así que, la conclusión la deben sacar ustedes.

Thatiana Nunes 26 años, publicista, casada y madre de una hija, Giovana de 2 años, residente de São Paulo - capital, **TDAH** diagnosticada clínicamente, hasta hoy nunca utilizó Ritalín, (17/11/05).

Liberación del TDAH – Un grito de reconocimiento

¿SABEN de esa niña que todo el mundo imaginaba que era una especie de "loca", que hacía todo a la vez, con pulgas en los pantalones, resortes en los pies y una batería integrada y recargable "Rayovac"? ¡Sí, era yo! Incluso creo que el personaje "El Niño Loquito" tenía que ser yo, "Gisele - La Niña Loquita". Cuando era niña, solo andaba con los chicos porque siempre encontré los juegos de las chicas tontos y aburridos. Y por eso siempre me etiquetaron con cosas como: "Marimacha" y "María José", pero nunca le presté mucha atención a esas cosas porque yo, incluso de niña, sabía que no era eso y lo tomé como una broma o me hacía de rogar.

Siempre he odiado las reglas y no soy muy seguidora de cumplirlas, especialmente de aquellas con los que no estoy de acuerdo o no entiendo el motivo. Durante las clases siempre hablaba o hacía algo - tachuelas, chicles, bolas de papel, atar los cordones de los demás y otras galimatías para los compañeros de clase o los profesores. Pero solo obtuve buenas notas, y a pesar de eso, los peores maestros (a quienes todos los estudiantes odiaban porque eran exigentes) me querían. La directora ni hablar... Yo vivía en la dirección y me encantaba porque lo disfrutaba y hablaba con la directora toda la tarde.

Curiosa en extremo, siempre quise saber la razón de las cosas, cómo funcionaban, y tengo gusto personal en cosas diferentes e inusuales. Podía pasar horas haciendo algo, casi en otro planeta - generalmente haciendo cosas que otras personas encontraban difíciles - y para otras cosas me distraía por el ruido de cualquier alfiler cayendo al suelo. Me he visto en muchos problemas o en situaciones embarazosas por eso.

Casi siempre tuve la solución a un problema que nadie podía resolver y quise ponerlo en práctica de inmediato, lo que siempre me puso a cargo del grupo y del aula, aunque era "rebelde". Pero a veces me interpongo en el camino de las cosas sencillas, mi antiguo jefe dice: "Se traga al elefante, pero se atraganta con el mosquito...". Mi cabeza es como un torbellino de ideas... Solo tenía un pequeño problema: se me olvidaban cosas como fechas importantes, compromisos. Prefiero mil pruebas a un trabajo escrito, porque siempre me olvido de hacerlo.

Para una niña "traviesa" este escenario es incluso común, el punto es que no hay manera de describir toda la vida de una persona en un texto breve y los detalles de estas y otras situaciones que solo las personas que tienen **TDAH** pueden conocer. Con todo este expediente de la infancia, me quedé con algunos estigmas: "Ella no será nada en la vida si sigue así...", "Oveja negra de la familia", "¡Ihhh! ésta no sé, ve..." e incluso de mi sexualidad dudaban porque me gustaban las cosas que le gustaban a los chicos por ser más activos.

A pesar de ser ya adulta, todavía tengo muchas de estas características con "Raiovak", que traigo desde mi infancia. He llevado mi vida hasta hoy tratando constantemente con divertidas "etiquetas" y apodos. Ya estoy acostumbrada a ellos y sé cómo manejarlos bien porque soy una persona con sentido del humor y me meto en el juego. Siempre me he sentido un poco o mucho: loca, inteligente, olvidadiza, diferente, inusual y divertida. Casi todos los que conozco piensan que soy divertida y una buena amiga por lo que soy y me aceptan de esa manera, pero la mayoría de las veces no pueden entenderme. Lo entiendo, ya que a veces ni siquiera puedo entenderme a mí misma.

Me enteré del **TDAH** por accidente. Vi que lo tenía un "amigo virtual" y, por curiosidad, investigué de qué se trataba. Leí un artículo de un sitio web médico: "Trastorno por Déficit de Atención con Hiperactividad (**TDAH**)", tomado del libro: Transforma tu cerebro, transforma tu vida. Daniel G. Amen. Y mientras leía, vi prácticamente cómo se describía mi vida en cada línea de ese texto. Aunque largo, leí en unos minutos (hiperfoco) y cuando terminé mis manos temblaban y mi cabeza estaba a mil por hora. Necesitaba asegurarme de que tenía **TDAH** para no sacar conclusiones precipitadas.

Investigué más al respecto, MARCUS fue un gran amigo en este proceso, porque me quitó muchas dudas y me indicó un profesional muy ético - el Dr. Paulo, a quien también le debo mucho, quien, después de una consulta, me diagnosticó como un tipo funcional de **TDAH**, ya que puedo trabajar, estudiar y vivir con las situaciones de la vida, y por lo tanto no necesito tomar *Ritalín* y/u otros medicamentos.

Es difícil para una persona pasar toda su vida siendo diferente. Sobre todo, considerar cómo trata la humanidad a quién o qué es diferente, y a la edad de 23 años descubrir una parte de lo que la hace tan diferente es chocante, pero al mismo tiempo liberador. Creo que ese era el sentimiento que tenía e imagino que podría haber vivido hasta mis últimos días en la tierra sin haber sabido nunca que tenía **TDAH** y que otros pueden estar en peores conflictos que los míos, ya que tuve mucha suerte de saber cómo lidiar con las cosas malas del **TDAH** y disfrutar de las cosas buenas.

Le dije a mi familia, que no mostró mucha sorpresa, ya que nunca fui muy normal. Y muchos de mis amigos no creen o no toman en serio lo que digo sobre el **TDAH** y de que lo tenga. Cuando MARCUS me dijo que estaba escribiendo este libro sobre el **TDAH** me sentí muy feliz, porque al ser un libro de alguien que tiene **TDAH**, será una "visión" igual o al menos similar a la persona que también pasa por estas situaciones.

Continúo investigando e intercambiando mis experiencias con otras personas que tienen **TDAH**. Con nuestras situaciones divertidas, difíciles e inusuales, pero sobre todo: con la certeza de que nuestra vida nunca será sencilla, porque hemos venido a dar y ver un color especial a todo porque, de hecho, la vida de una persona que tiene **TDAH** está lejos de ser normal, ordinaria y común. Y es con estos intercambios de experiencias que somos capaces de entendernos mejor entre nosotros y con los demás para que también podamos vivir mejor.

Gisele Reis, 24 años, Administradora de Tecnología de la Información (TI). Además de ser diseñadora, coordinadora de proyectos tecnológicos, bailarina, asesora, asistente comercial y otras cosas más... Como casi todos los buenos **TDAH** que tienen varias afinidades y habilidades.

El Yo TDAH

SIEMPRE me pregunté si todos los demás vivían con "mil pensamientos"; si no dejaban de pensar en ningún momento; si hacían asociaciones en cualquier momento con algo; si tenían cambios de humor y emociones todo el tiempo; si siempre vivían "en la luna". Comencé a entender mis preguntas a la edad de 18 años, cuando supe cómo ser un **TDAH** y vi que la forma en que actuaba y vivía era "normal" para un **TDAH**.

La cascada de emociones que sientes es maravillosa; el cambio drástico y rápido de humor; la incontable cantidad de pensamientos e ideas que pasan a través de tu mente a la velocidad de la luz; la inexplicable creatividad que "aparece de la nada" y se apodera de tu ser; el amor apasionado y loco.

Es horrible tener miedo de no trabajar; ser inseguro; ser consciente de que se te ha olvidado algo, pero no saber qué; sentirte como un impresentable, un inútil, un excluido que no encaja en la sociedad con sus rígidas reglas; sospechar que tus amigos no te consideran tanto como tú a ellos.

Amar de modo tan intenso que quieres decirle a tu ser querido lo que sientes por él o ella en todo momento; siempre comprar algo que te recuerde a él o ella, algún momento vivido, algún comentario que hayas escuchado, o simplemente alguna asociación "loca" que solo tú mismo entiendas; piensa que has encontrado a la persona adecuada para ti, aquella con la que quedarse hasta el final.

Amar de una manera tan sencilla y banal que te olvidas de aquella cena programada hace unos días; que halagas a tu amado de una manera tan fría que da la impresión de que ya no lo amas; que no prestas atención a los momentos en los que tu pareja necesita hablar.

La impulsividad de querer hacer algo para el día de ayer; sin tomarse un descanso para medir la importancia real del hecho. Pero cuántas y cuántas veces en medio de esa "urgencia" recordamos otra cosa que es muy importante, mucho más urgente que la que estamos haciendo, pero en el largo camino que conduce al lugar donde se hará la última tarea, la mente incansable nos vuelve hacia otra puerta para hacer otra cosa.

Acuéstese en la cama y a menudo trate de buscar un botón de "espera", un botón para apagar la mente, dejar de pensar y dejar que el sueño se haga cargo. La agonía, porque en el ajetreo del día a día cuando se tiene un poco de tiempo a la hora del almuerzo para relajarse, la mente no sigue al cuerpo, no se detiene. Y cuando te duermes, el despertador se apaga.

Para mí, los "viajes mentales" son las características que más cambian mi forma de ser y de actuar. Por ejemplo, cuando ves un bolígrafo rojo, recuerdas a una persona, el perfume que llevaba puesto, las conversaciones completas que tuvimos en su casa, en el cómodo sofá de su sala de estar. Y del sofá viene un recuerdo del paseo con las tiendas del centro comercial, la búsqueda de nuevos muebles para el hogar. Y el centro comercial recuerda esa película que viste después de que te equivocaste en una audición. Y desde entonces, hasta que llega el momento en que uno se da cuenta del largo tiempo que se perdió en los sueños. También puede ser peligroso, ya que a menudo se concentra en un objeto en particular en el tráfico y por unos momentos pierde la atención en los coches.

Ser **TDAH** es vivir en el extremo. O todo o nada. No dejes de usar la mente hasta el punto de generar su agotamiento, en el que lo único que se necesita es descansar.

No puedo imaginar mi vida de otra manera. Es cierto que de muchas maneras tenemos que seguir controlándonos para no cometer errores. Estoy contento de ser **TDAH** y no creo que sea divertido si dejara de ser **TDAH**.

Filipe Ramo Barra

Mi nombre es Flavia. Mi hijo de 9 años, Felipe, tiene TDAH

CUANDO tenía dos años o menos, Felipe hacía trucos que parecían divertidos y a la vez extraños para su edad. Estaba alegre, tenía y sigue teniendo una sonrisa "alegre". A los cuatro años fue a la escuela y en menos de dos meses tuve que sacarlo porque siempre estaba herido y nadie podía explicarme por qué. Lo puse en otra escuela. Pasé dos años pensando que era malo, incapaz de tratar con niños más "activos", hasta que lo volví a sacar. Luego fuimos a la tercera escuela, donde permaneció otros dos años. En este punto, me sentía obligada por ir a la escuela por lo menos dos veces a la semana para hablar con los maestros y directores sobre su comportamiento. Distraído, agresivo, vagabundo, lo que me desesperaba porque ese no era mi hijo. Mi Felipe era y es un niño feliz, bueno con la vida, radiante e irresistiblemente encantador.

Evitaba salir del coche en la señal de entrada de la escuela, porque tendría que escuchar los susurros y ver las miradas dirigidas a mi hijo, agresivamente, de parte de los padres de los niños. Otra escuela que no sabía cómo lidiar con el problema. Lo curioso de esta escuela es que recibió más de quince advertencias y pensó que era divertido, llegaba a casa feliz, loco por mostrarla, porque, incluso delante de todo lo que pasaba, el humor y la alegría eran siempre constantes.

En la siguiente escuela, conté todos los problemas de mi hijo, abrí mi corazón a la psicóloga de la institución, que demostró ser muy receptiva (hasta entonces, ni imaginaba que tuviera **TDAH**), que ningún niño era discriminado. Al principio me sentí bien, pero con el paso del tiempo, vi a mi hijo abatiéndose, a veces cayendo en lágrimas, con el autoestima bajo. Empecé a ver más y descubrí que la escuela hacía horrores. En lugar de ayudarlo, lo sacaban del aula (aún tenía ocho años en segundo grado) y lo llevaban al jardín de infantes, donde su primo de cuatro años estudiaba y le decían que si se comportaba como un bebé, ahí se quedaría. La humillación fue tan grande que tuve a mi hijo sin espíritu durante unos días, solo tristeza. La directora y dueña de la escuela dijo que no le caía bien a nadie. De todos modos, había tantas cosas que lo vi debilitándose, sufriendo, sin amigos. Esa agradable alegría, tan ligera, estaba desapareciendo... No necesito decir que, una vez más, a mediados de año, lo saqué de la escuela y, por supuesto, estaba emprendiendo acciones legales contra la misma.

Finalmente, después de esta situación, encontré una escuela donde, una vez más, todavía tenía miedo, abrí mi corazón. Entonces encontré una escuela que lo acogió, cuando oí por primera vez que mi hijo podría ser un **TDAH**. Busqué ayuda, estudié el tema y hasta hoy busco noticias e información.

Diagnosticado, hoy tiene una vida tranquila. No veo el **TDAH** como un problema, lo veo como una luz, un regalo, algo que siendo descubierto al principio, siendo bien tratado y acompañado, proporciona mucha paz para el **TDAH** y la familia. La comprensión me hizo calmarme y descubrir el tamaño del tesoro que tengo. Todavía es difícil a veces, pero verlo en silencio es algo que me da fuerza y me ayuda a tener la calma y la paciencia necesarias para entender y adaptarme a esta vida "desordenada". Creo que el **TDAH** lleva una vida más tranquila, siendo:

- Rodeado de amor, no mimado;
- Rodeado de cuidados, sin exagerar;

- Escuchado, siempre;
- Entendido a diario;

Atendido, útil, sin dejar de pensar que con su imprudente manera, las cosas se caerán, se romperán, se estropearán... El **TDAH** es una persona normal como todas las demás, pero con una LUZ que lo hace especial, ¡solo una sonrisa es suficiente para ver!

Por Flavia Maria Saldanha

Aprendí más de mis hijos de lo que enseñé.

CUANDO tenía 27 años, tuve mi primera hija. Una muñequita rosada, tranquila, dulce, sutil llamada Camila. La maternidad era abrumadora, un torbellino de amor profundo, inexplicablemente mayor que cualquier cosa que el ser humano pueda soñar con sentir algo, fue tan maravilloso que pronto quise tener otro hijo.

Gabriel llegó solo 9 años después de mucho esperar y pedirle a Dios que quedara embarazada de nuevo. No puedo expresar con palabras la explosión de felicidad que se había apoderado de mí, de mi marido y de mi hija, que siempre me había pedido un(a) hermano(a). Pero la vida me movió algunas cosas... Camila siempre fue silenciosa, organizada, metódica, introspectiva, tímida y recatada, que sospeché que algo andaba mal. Una madre lo sabe. Y no me equivoqué. Pronto llegó el diagnóstico del Síndrome de Asperger (para la gente común, el tipo más leve entre los Trastornos del Espectro Autista - TEA).

Nada en este mundo me preparó para el día a día y me dejó tan perpleja como la creación de un huracán llamado Gabriel. Antes éramos una familia tranquila, silenciosa y serena. Pronto las cosas serían completamente diferentes y opuestas... Me di cuenta de que estaba en problemas cuando una tarde puse a dormir a Gabriel. Solo estábamos él y yo en casa. Mi hija en la escuela y mi marido en el trabajo. Solo tenía nueve meses y medio. Me senté en la sala de estar y vi la televisión.

De repente, mirando al suelo, allí estaba él, gateando, medio gateando a mis pies. ¡Grité de miedo! Mi primer pensamiento fue que había alguien más en la casa que lo había sacado de la cuna. Corrí a su habitación y me sorprendió lo que vi. Había colocado cerca de la rejilla de la cuna, la almohada, encima del payaso, encima de un osito de peluche y encima de él un protector de cuna. Hizo una escalera, subió y se tiró de allí. Cayó al suelo (no oí nada) y no lloró. Y salió de la habitación hasta encontrarme. Fue la primera vez que tuve la sensación de que me esperaban grandes sorpresas. Y otra vez tenía razón.

Caminaba a los 11 meses. Lo movía todo, lo rompía todo, subía, bajaba, saltaba, corría, gritaba, se rompía, se levantaba del suelo y seguía corriendo. Se rompió los huesos, los dientes, se arrancaba las uñas, siempre le ponían puntos de sutura. Vivía en la sala de emergencias. Siempre tenía tantos moretones que corría y se hacía daño. Me quedé atrás, atenta, tratando de protegerlo, pero él era más ágil, más rápido, más desobediente y no podía oírme. Se me ocurrió la idea de ponerlo en una escuela (guardería), porque tenía 2 años y creí que allí quemaría su energía y tendría amiguitos.

De vez en cuando venía por sorpresa y veía su clase sentada en la fila, escuchando las instrucciones, las historias de la maestra... Pero, uh... ¿Dónde está Gabriel que nunca estaba allí como los otros? Pronto lo vi corriendo por el patio, con la monitora desesperada detrás de él, volando de un lugar a otro. No tardó mucho y fue "invitado" a retirarse. No estaban preparados para ese tipo de energía. Decidí ponerlo a nadar. El profesor se disculpó y confesó no poder lograrlo... Entonces fuimos al fútbol. Prestó atención a las hormigas, a las mariposas, a las nubes del cielo, excepto a la pelota y nadie lo quería en su equipo, porque no tenía ni idea de lo que estaba haciendo allí, ya que durante las explicaciones del entrenador estaba disperso, corriendo por el césped. Para alivio de todos, decidí sacarlo de allí. Entonces, probamos el *Taekwondo*. Disciplina, reglas, un maestro estricto y determinado... Pidió clemencia dos meses después.

Gabriel removía demasiado en la clase, rebasaba los límites, no podía esperar y hablaba todo el tiempo. Bueno... Todavía nos quedaba el tenis. Las pelotas volaban sobre las cabezas de todos. La raqueta también tenía alas y se fue volando. Una vez más, rebasaba los límites, reía demasiado, hablaba demasiado, corría demasiado rápido y jugaba muy poco al tenis... ¿Qué tal el inglés? La escuela era la más comentada en São Paulo, hecha solo para niños. El precio de salar cualquier bolsillo, pero quería intentarlo todo para ocuparlo, insertarlo socialmente.

Gabriel siempre ha estado fascinado por los videojuegos, los teléfonos celulares y las computadoras. Un día un compañero del inglés decidió llevar su juego electrónico y desafortunadamente no permitió que mi hijo tocara su juguete. La frustración no es algo que pueda manejar bien... A los 5 minutos ya estaba de vuelta en la escuela, viendo de lejos los ojos odiosos de los padres del niño que tenía las gafas rotas en la nariz, con una patada que según Gabriel, aprendió en un dibujo... Una vez más, fue "invitado" a retirarse... Ya tenía ocho años.

Salté de doctor en doctor. De terapia en terapia. Todos dijeron lo mismo: **TDAH** con impulsividad agravante y TOD, Trastorno de Oposición Desafiante. Conduje mi auto con una zapatilla de tenis que Gabriel me tiró en la cabeza. Tragaba mi almuerzo para no quitarle los ojos de encima ni un minuto. Hacía cualquier cosa corriendo y angustiada por volver con él y verlo, temiendo que se lastimara. Iba al baño con la puerta abierta. Solía bañarme durante pocos minutos. Dormía con un ojo abierto y otro cerrado. Estaba supervisando las cosas puntiagudas y cortantes de la casa. Sellaba las ventanas con barrotes. Quitaba las alfombras del suelo para que no se tropezara con ellas. Le sostenía la mano muy fuerte cuando caminábamos por la calle de donde siempre quiso soltarse y huir. Ir al supermercado con Gabriel era para estresarse. Abría los brazos y pasaba por las estanterías derribando todo lo que se le acercaba. Lo que ponía en el carro lo recogía y lo tiraba. Ir al cine era una pérdida de tiempo. No se quedaba sentado y hablaba en voz alta todo el tiempo.

En los restaurantes, corría y varias veces derribaba las bandejas de los camareros con cabezazos. Tomaba las patatas fritas y las lanzaba a la gente sentada a nuestro alrededor. Salir con él era una tortura. Trataba de castigarlo, de hablarle, de ignorarlo, de molestarme, de prometer recompensas si su comportamiento era adecuado, pero nada... No era cumplido, ni siquiera me oía. La ÚNICA cosa que lo concentraba era el *Metilfenidato* que estaba tomando, lo cual fue una bendición en nuestras vidas.

Una vez me dijo que con la medicación podía oír lo que la gente tenía que decir, porque no se detenía ni un segundo a prestar atención a nada... Pasó siete años en el colegio y fueron siete años difíciles. La coordinación, las profesoras, la dirección, los empleados eran excelentes. Tenían tacto, preparación, paciencia y mucha habilidad con mi hijo, pero no fue así con sus compañeros y sus familias. Siempre me señalaron. Juzgada. Condenada. Era mi culpa que no supiera cómo criar a ese niño. En el momento del receso, hubo un momento en que mi hijo tuvo un guardia de seguridad que lo acompañaba y vigilaba, en ese corto período de tiempo. Si contara las lágrimas que derramé, las noches que desvelé, los momentos de desesperación, de frustración, las peleas con Dios, con el mundo, las personas que eliminé de mi vida porque no podían soportar o entender a Gabriel, el infinito sería demasiado pequeño para medirlo.

Nada me había preparado para un hijo tan hiperactivo, tan lleno de energía, tan eléctrico. Decidí ponerlo en judo. Tiempo y dinero perdido de nuevo. Nadie podía soportarlo. Aunque a menudo perdí la paciencia (soy humana), defendí a mi hijo con uñas y dientes porque sabía lo que era el **TDAH** y tenía la percepción real de que él no tenía la culpa de ser y actuar de esa manera. Es un desorden neurobiológico. Es más fuerte que él, pero mucho más pequeño que mi amor incansable, ilimitado, inconmensurable e incondicional por él.

La voluntad de ayudarlo me convirtió en otra persona. Fui a estudiar, a investigar, a devorar libros. Participé en miles de congresos, conferencias, seminarios, reuniones, discusiones, foros que debatían sobre el **TDAH**. Todavía estaba medicado, con un psiquiatra, con terapia, pero todavía era un niño atípico. Llegó provocando a los locales; en la escuela solo sabía cómo escapar del aula, estaba demasiado inquieto para sentarse durante horas…

A los 13 años, cansado de intentar tanto tener amigos (por ser como era, acababa espantando a estos "amigos"), un día lo descubrí llorando. Me abrazó y me dijo que estaba tirando la toalla. Que nadie lo entendía y que ya no soportaba tratar de hacer amigos. Que no le caía bien a nadie. Dios sabe cómo me sentí en ese momento. Lloré junto a él, hablando con calma y explicándole cómo era amado por todos nosotros. Siempre he tratado de elevar su autoestima, pero no fue suficiente. Era duro consigo mismo y no quería volver a ser amigo de nadie. Para él solo amigos virtuales, tiene muchos en los juegos en línea, donde es una bestia y aprendió rápidamente a leer y escribir en inglés (mejor que en portugués).

Un día decidí que necesitaba hacer más por él y busqué una escuela normal que tuviera un aula especial y fue lo mejor que hice. El mismo Gabriel me dijo que finalmente se había dado cuenta de que él no era el único diferente, que había otros como él. Se realizó, nunca más sufrió bullying. Sigue odiando los estudios, diciendo que la escuela no es más que una prisión, pero está más adaptado, con compañeros que lo entienden y son similares a él. Hoy está mucho mejor, menos eléctrico, más centrado, más controlado. Es infantil para sus actuales 17 años. Tiene una verdadera obsesión con la computadora (hiperfoco) y su conocimiento en eso es inmenso.

Es un niño hermoso, amado en extremo por mí, su padre, su hermana. Nunca podría explicar este amor abrumador que me hace feliz, que cuando lo veo hace que mi corazón se acelere, que inmediatamente me traiga una sonrisa en la cara. Él y Camila son la razón de mi vida. Un amor para toda la eternidad. Doy gracias a Dios por el privilegio de tener dos hijos especiales que me enseñaron a crecer como ser humano y a ser mejor persona. Abrí una Asociación de Padres llamada *Inspirare*, con otras madres que también pasaron por todo esto. Aquí en São Paulo trato de nutrir a los padres con una guía y apoyo que no encontré en ninguna parte cuando mis hijos eran pequeños. Yo, por alguna razón que no sé, fui elegida dos veces y me siento honrada con esta oportunidad.

También me gustaría agradecer a Marcus Deminco por la oportunidad de dejar aquí mi testimonio y poder decir a los nuevos y jóvenes padres que hay una luz al final del túnel. Que hay que correr tras el conocimiento, la información y tener mucha, pero mucha paciencia, porque el resto solo lo resuelve el amor.

Simone Alli Chair, 52 años - São Paulo/SP. Directora-presidenta de la Asociación de Padres Inspirare, Presidenta del Instituto Canguro (enfermedades raras), licenciada en Servicio Social, defensora popular, militante en el ámbito de la discapacidad, pero sobre todo, madre de Camila, 25 años con el Síndrome de Asperger, licenciada en el colegio de diseño en animación y Gabriel, 17 años, asistiendo al último año de bachillerato, con perspectivas de aprobar el colegio de diseño en juegos, su pasión. Tiene **TDAH**, con impulsividad agravante, trastorno de oposición desafiante (TOD), y recientemente también ha sido diagnosticado dentro del espectro del autismo. En tratamiento con un neurólogo y un psiquiatra.

De la autoestima destruida a las relaciones inestables: El TDAH puede destruir una vida.

SÉ MUY bien por lo que he pasado, y aún hoy lo sigo haciendo. Nací en 1971 y sin la comprensión del **TDAH** y de los profesionales que no existían en ese momento (y que son pocos hasta hoy), toda mi vida se vio perjudicada. Sin entender por qué, aunque soy tan inteligente en temas como crear y arreglar cosas, porque solo observando el funcionamiento de las cosas puedo desmontarlas y hacerlas funcionar de nuevo porque son situaciones en las que tenemos tiempo para pensar, analizar el funcionamiento y resolver el problema sin presión, algo que normalmente no ocurre en las escuelas. Y así crecí, con gente que siempre me elogiaba por ser creativo, inteligente, etc.

Pero cuando entré en la escuela, era muy diferente, solo me destacaba en las asignaturas de artes plásticas y dibujo y siempre como el mejor del aula, pero en casi todas las demás asignaturas era terrible, pero era terrible no porque no pudiera aprender, sino porque me llevaba demasiado tiempo entender y memorizar como a los demás compañeros que tomaban la asignatura más rápido, estaba triste y siempre me preguntaba: "¿Soy estúpido?

En el aula, cuando el profesor preguntaba:"¿Quién no entendió?" Me quedaba callado, porque al ver que todos los demás chicos habían aprendido, me avergonzaba y temía que me llamaran burro, pero mis bajas calificaciones y la necesidad de mis colegas por denunciarme y así era como terminaba siendo delatado.

Estoy seguro de que si hubiera tenido una enseñanza diferenciada, con gente que supiera del **TDAH**, las cosas hubiera sido diferentes y no habría pasado por todo lo que he pasado, porque con el tiempo de aprendizaje respetado y con una metodología de enseñanza diferenciada, tendría mucho más éxito en la vida, porque lo hubiera aprendido todo, incluso con toda mi falta de atención y dificultad para memorizar, porque en mi tiempo siempre aprendo todo, de lo contrario la consecuencia de eso fue la fobia de las aulas e incluso pruebas de trabajo que hasta hoy me hacen sudar frío.

Además de todo lo demás, muchos son los temores que llegan a un portador de **TDHA**. Especialmente cuando se trata de relaciones y futuros hijos... Al menos así fue conmigo, aunque luché por olvidar, con la esperanza de que algún día las cosas cambiaran, pero desafortunadamente no fue así exactamente. Tarde o temprano te das cuenta de que todos tus miedos se están cumpliendo lentamente y de la manera que siempre temiste.

Imaginé tener hijos y en la fase escolar les preguntaran sobre los temas para los que nunca tuve la oportunidad de aprender cómo debería, debido al **TDAH**, tu esposa con su incredulidad sobre el trastorno, no aceptando y aun diciendo que no hay nada malo en ti, y por si eso no fuera suficiente, hasta que la compra de un coche se convierta en un problema angustioso, cuando debería ser motivo de felicidad, pero termina por no serlo, porque incluso siendo un buen conductor las dificultades para memorizar caminos y comprender rápidamente ciertas intersecciones de las calles me hace temer ir a lugares largos, viajar con el coche ni pensarlo. Y así, termino usando el vehículo solo para ir a rutas ya conocidas.

Mi ex-esposa me recriminaba los puntos lejos a donde no podía ir, y por eso también creé una casi fobia al volante, simplemente por miedo a nuevos lugares y finalmente, cuando menos quieres que empeore, viene el abandono, ella te dice que ya no funciona, y lo más frustrante de todo es saber que no habría sido así si no tuviera **TDHA**. Es por eso que la gran necesidad de un diagnóstico precoz, ya que actualmente buscaría una pareja con el mismo trastorno, o al iniciar una relación con una persona sin el trastorno, le explicaría sobre el **TDHA**, mostraría materiales que hablaran sobre el tema y esperaría que la pareja entienda y acepte mis limitaciones, porque con la ayuda y no con recriminaciones y críticas, se puede lograr que cualquier portador de **TDAH** supere todas las dificultades que puedan tener en la vida.

Daniel Rêgo de Aguiar (Salvador/BA), 44 años, Seguridad y graduado de Auxiliar ADM - Diagnosticado con **TDAH** y en Tratamiento.

La Contradicción

Soy el espejo de la complejidad en su forma más simple;

Soy la intensidad con mil exclamaciones;

Soy dueño de cuestionamientos interminables que lancé al viento;

Soy un pedazo del pequeño mundo allá afuera, dentro de un enorme universo aparte;

Soy fiel en las traiciones y demasiado sincero en las mentiras;

Soy la prisa con todo el tiempo disponible;

Soy el lío en el que se encuentra cualquier cosa;

Soy la continuación de las eternas preguntas, y las respuestas aún sin conclusión;

Soy el equivocado que busca hacerlo bien, y la suerte de hacerlo por accidente;

Soy tristeza enmascarada alegría, y alegría enredada de tristeza;

Soy amigo de casi todos, pero pocos me consiguieron cautivar;

Soy altruista con extraños y egocéntrico con los más cercanos;

Soy humilde por puro encanto, pero vanidoso sin ser pedante;

Soy exagerado en la medida correcta;

Soy creyente, pero también soy escéptico;

Soy disparado de rosas en cañones, pero disparo penas con mi propia lengua;

Soy tan seguro en cuanto a la duda y tan dudoso que ya no sé;

Soy gritos desesperados en silencio;

Soy interpretado como no quería e invisible cuando me muestro;

Soy indeciso por pura convicción;

Soy más de lo que esperan y mucho menos de lo que necesitan;

Soy el que vuela todavía en el suelo y el que desfila aéreo por las calles;

Soy la rutina inesperada de aventuras impredecibles;

Soy tan obvio sobre la contradicción misma.

Sobre el Autor

Marcus Deminco (Salvador - BA, Brasil. Set, 28 de 1976) es un escritor y psicólogo brasileño; Doctor Honoris Causa en el Trastorno por Déficit de Atención e Hiperactividad (**TDAH**); Tutor de Programación Neurolingüística (NLP), autor de artículos científicos para el Portal de Psicólogos. (el sitio de psicología más grande de

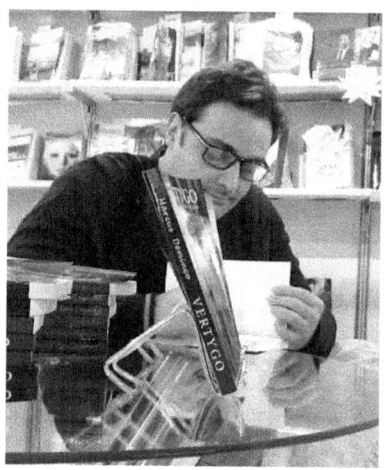

Portugal) Dueño de varias frases, textos y pensamientos compartidos en redes sociales y sitios web. Entre sus escritos, el popular texto "¿Por qué leer a Paulo Coelho?" - Elogiado por el escritor Paulo Coelho mismo entre sus lectores. Además, Marcus Deminco es también el autor de los libros:

1. Yo y mi amigo **DDA** - Autobiografía de un portador del trastorno del déficit de atención.
2. El secreto de Clarice Lispector. (Edición portuguesa)
3. El secreto de Clarice Lispector (English Edition)
4. VERTYGO - El suicidio Lukas (portugués Edición)

5. VERTYGO - The Suicide of Lukas. (English Edition)

6. Helen Palmer - Una sombra de Clarice Lispector (portugués Edición)

7. La sombra de Clarice Lispector (English Edition)

8. El trastorno bipolar - Información general (portugués Edición)

9. Bipolar Desorden - General Aspects (English Edition)

10. PNL - Lo primero es lo primero (edición portuguesa)

11. Neuro-Linguistic Programming - Beginning by the Beginning (English Edition)

12. Mensajes para publicar, disfrutar y compartir. Vol. 1

13. Mensajes para publicar, disfrutar y compartir. Vol. 2

14. Mensajes para publicar, disfrutar y compartir. Vol. 3

15. Colección de textos en E-Cards. Vol. 1

16. Colección de Textos en E-Cards. Vol. 2

Premios y Homenajes

a) Autor de "Estafeta Sem Rumo" — Premio de Antología Cecilio Barros Pessoa — Academia de Letras, Artes y Ciencias de Arraial do Cabo, RJ.

b) Doctor Honoris Causa en **TDAH** por la Asociación Brasileña de Medicina Psicosomática en reconocimiento a la contribución científica y relevancia social del libro: **Yo Y Mi Amigo DDA** - Autobiografía de un individuo con Trastorno por Déficit de Atención.

c) Uno de los ganadores del premio de poesía contemporánea Além da Terra, Além do Céu otorgado por la Editorial Chiado (Portugal).

Hable con Marcus Deminco

E-mail: marcusdeminco@gmail.com
Website: http://marcusdeminco.blogspot.com.br/
Twitter: https://twitter.com/marcusdeminco
Facebook: https://www.facebook.com/marcus.deminco
Pinterest: https://www.pinterest.com/marcusdeminco/
Instagram: @marcusdeminco
Youtube: https://www.youtube.com/channel/UCRu8yfSoLewjuX6GO6o7Nmw
Tumblr: http://deminco.tumblr.com/
Flickr: https://www.flickr.com/photos/143729713@N06/with/28004881736/
GoodReads: https://www.goodreads.com/author/show/7792932.Marcus_Deminco/
Pensador: https://pensador.uol.com.br/autor/marcus_deminco/

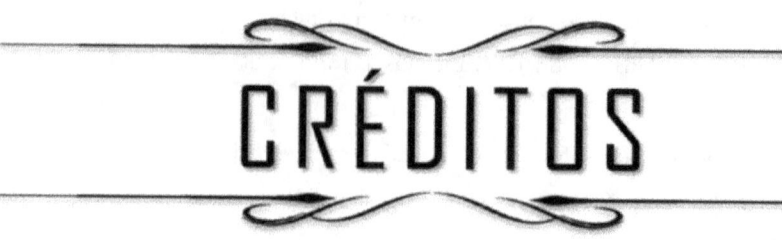

CRÉDITOS

– Formato, Diseño y Conversión en E-book –

Marlon Bellator

md.bellator@gmail.com

– Versión en Español –

Antonio Silva Sprock

asilva.sprock@gmail.com

– Creación de portada –

Erick Cerqueira (Marketing y Diseño)

http://esc3d.com.br